ro
ro
ro

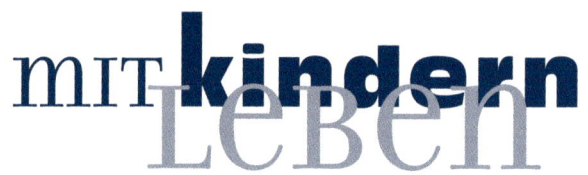

mit kindern leben

HERAUSGEGEBEN VON BERNHARD SCHÖN UND BERND GOTTWALD

ZU DIESEM BUCH

Möchten Sie alltägliche Gesundheitsstörungen Ihres
Kindes selbst behandeln? Suchen Sie Mittel zur Krank-
heitsvorbeugung und zur Stärkung der körpereigenen
Abwehrkräfte, oder benötigen Sie sanfte Begleittherapien
bei schulmedizinischen Behandlungen? Dann ist dieses
Buch ein kundiger Begleiter für Sie und Ihr Kind.
Die Autorinnen Birgit Laue und Angelika Salomon haben
als freiberufliche Hebamme, Yogalehrerin in eigener
Praxis und Gesundheitspädagoginnen langjährige
praktische Erfahrungen mit ganzheitlichen Behandlungs-
methoden. In gut verständlichen und klar strukturierten
Anleitungen erklären sie die Anwendung natürlicher
Heilmaßnahmen zur Selbstbehandlung.
Informativ und anschaulich erfahren Eltern, wie sie ihre
Beobachtung schulen können, wie sich Erkrankungen
von A(kne) bis Z(eckenbiss) bemerkbar machen und was
mit wirkungsvollen Wickeln und Auflagen, Wasser-
anwendungen, Kräutertees oder sanften Arzneimitteln,
auch vorbeugend, dagegen getan werden kann.
Und ganz nebenbei erfahren Sie in Bild und Text noch viel
Wissenswertes über Schätze aus der Natur.

Birgit Laue
Angelika Salomon

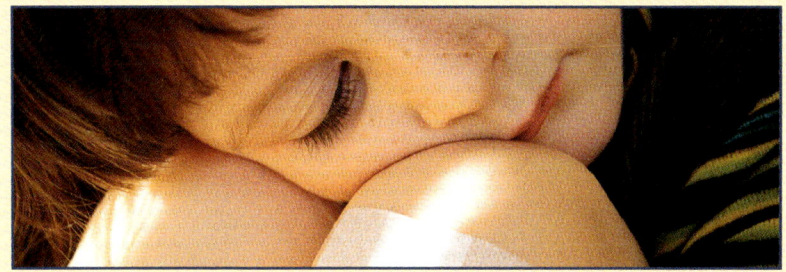

Kinder
natürlich heilen

• *Die besten Hausmittel* • *Wickel, Öle, Tees*
• *Aus der Apotheke der Natur*

Rowohlt Taschenbuch Verlag

rororo Mit Kindern leben
und

die Deutsche Liga
für das Kind

Partnerschaft für Eltern, Kinder und Familie

Wichtiger Hinweis
Alle Ratschläge und Informationen sind sorgfältig geprüft und erwogen.
Jeder Leser ist aufgefordert, eigenverantwortlich zu handeln und in Fällen
ernsthafter Erkrankungen sowie bei unklaren Symptomen
rechtzeitig ärztliche Hilfe einzuholen.
Auch beim Einsatz von naturheilkundlichen Mitteln muss auf
genaue Anwendung und Dosierung geachtet werden.
Irrtümer und Druckfehler sind vorbehalten.
Garantie und Haftungsansprüche jeder Art sind ausgeschlossen.

5. Auflage Januar 2007

Originalausgabe
Veröffentlicht im Rowohlt Taschenbuch Verlag,
Reinbek bei Hamburg, April 2003
Copyright © 2003 by Rowohlt Taschenbuch Verlag
GmbH, Reinbek bei Hamburg
Redaktion Bernhard Schön
Umschlaggestaltung any.way, Barbara Hanke / Cordula Schmidt
Fotografie (Titel) Image Source AG, (Rückseite und Innenteil) Angelika
Salomon, außer S. 33 (Achim Nusserl) und S. 129 (Fa. JUNGEBAD)
Illustrationen Kohlruss und Schwegler, Bürogemeinschaft für Gestaltung
Reihenlayout Christine Lohmann
Gesamtherstellung Clausen & Bosse, Leck
Printed in Germany
ISBN 978 3 499 61703 4

Drei Dinge sind uns aus dem Paradies *geblieben:*
die Sterne *der Nacht, die* Blumen *des Tages*
und die Augen *der Kinder.*

Dante Alighieri

Inhalt

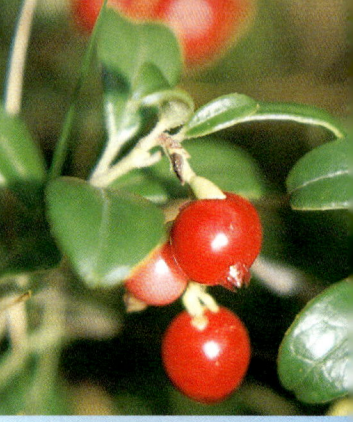

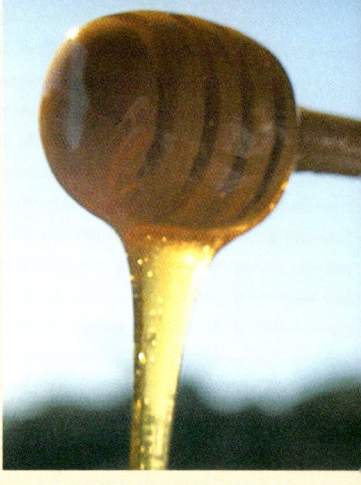

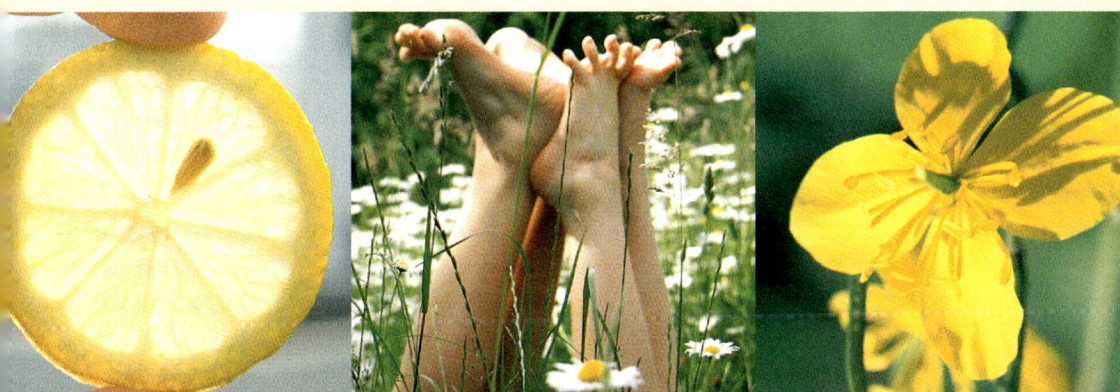

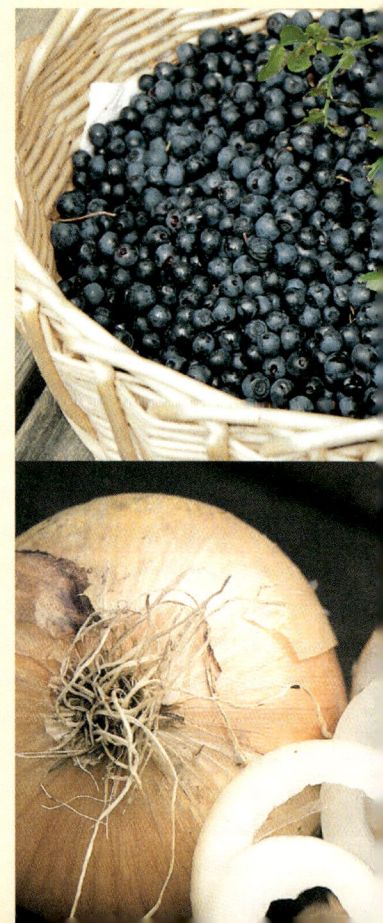

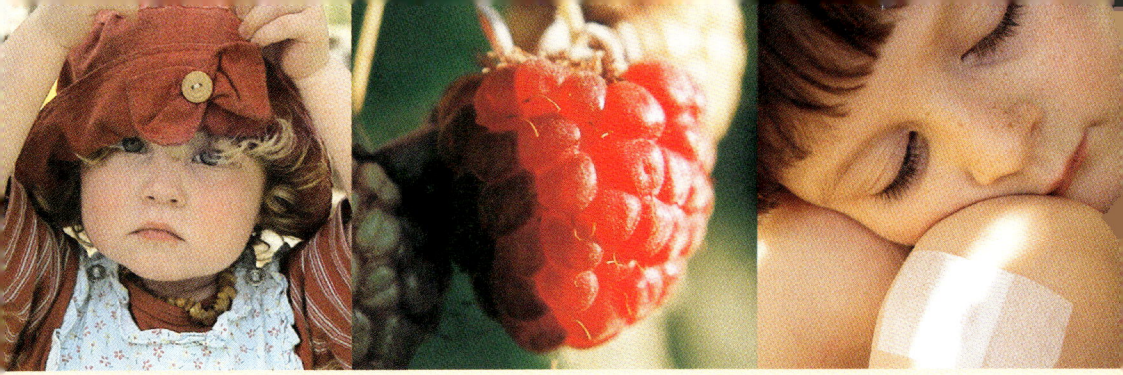

Einleitung
Krankheiten haben einen Sinn

Ab dem Moment der Geburt beginnen Kinder die Welt zu entdecken und zu erfahren. Unzählige Sinnesreize und Eindrücke strömen dabei tagtäglich auf die kleinen Wesen ein, und so manches Hindernis gilt es beim Wachsen und Werden zu überwinden. Vor allem in den ersten sieben Lebensjahren zählen dazu auch Infekte und andere kleinere Erkrankungen.

Durch die Begegnung und Auseinandersetzung mit den Erregern dieser Krankheiten entwickelt der noch unreife Organismus seine eigenen inneren Abwehrkräfte, die ihm ein Leben lang bei der Bewältigung von Gesundheitsstörungen zur Verfügung stehen müssen. Krankheiten haben also besonders im Kindesalter durchaus einen Sinn und sind nicht bloß ein (unvermeidliches) Übel. Sie stets mit starken Medikamenten abzublocken oder zu verhindern, würde die natürliche Entwicklung des körpereigenen Immunsystems beeinträchtigen.

Bei der Behandlung von Krankheiten konzentriert sich die Schulmedizin üblicherweise auf die körperlichen Symptome. Meistens können diese auch zuverlässig beseitigt werden. Die Fortschritte, die in der Medizin und der Pharmazie erzielt werden, retten vielen Menschen das Leben.

Daneben existiert allerdings auch noch eine andere Form der Medizin, die häufig als so genannte Alternativmedizin belächelt wird. Sie beruht zum einen auf eigenen, sich stetig entwickelnden Konzepten und zum anderen auf bewährten, überlieferten Methoden der Erfahrungsheilkunde. Die Wirkungen dieser besonderen Therapierichtungen können durch die Prüfverfahren der heutigen Schulmedizin häufig nicht nachvollzogen werden, da sie auf einer anderen Betrachtungsweise des Menschen und seiner Lebenszusammenhänge beruhen. Sie ergänzen jedoch die naturwissenschaftlichen Ergebnisse der modernen Medizin um methodisch erarbeitete Erkenntnisse über das Lebendige, das Seelische und das Geistige im Menschen. Aus diesem Grund spricht man z. B. bei der anthroposophischen Medizin auch von einer erweiterten Medizin.

Bewährte Hausmittel und sanfte Naturmedizin

Ihr Interesse an unserem Buch zeigt, dass Sie, wie viele andere Eltern auch, auf ganzheitliche Behandlungsmethoden vertrauen. Gerade in der Kinderheilkunde gewinnen die seriösen Naturheilverfahren der Pflanzenheilkunde, der Homöopathie und der anthroposophischen Medizin eine immer größere Bedeutung. Denn die meisten Eltern wünschen sich besonders für ihr Kind eine Medizin, die nicht nur einzelne Krankheitsanzeichen betrachtet, sondern den gesamten Menschen in den Mittelpunkt stellt.

Sie sind bereit, die Verantwortung für die Gesundheit ihrer Kinder so weit wie möglich selbst zu übernehmen und wollen sich aktiv am Gesundungsprozess ihrer Jüngsten beteiligen. Aufgeschlossen und informiert möchten sie bei kleineren Beschwerden nicht gleich durch synthetische Medikamente mit Kanonen auf Spatzen schießen, sondern suchen Behandlungsmethoden mit einschätzbaren oder – besser noch – ohne Nebenwirkungen. Zur Selbstbehandlung leichter oder chronischer Erkrankungen oder als begleitende Maßnahmen zur ärztlichen Therapie greifen sie gern auf bewährte Hausmittel und sanfte Naturmedizin zurück.

Leider wissen heute nur noch wenige Menschen um die geheimnisvollen Schätze der Natur und ihre zahlreichen Anwendungsmöglichkeiten. In früheren Zeiten wurden diese Weisheiten gehütet und von Generation zu Generation weitergegeben. Heutzutage fehlen vielen Eltern diese Erfahrungen im Umgang mit naturheilkundlichen Mitteln. Sie sind deshalb oft unsicher: Die Angst davor, etwas falsch zu machen, hält sie in vielen Fällen von der Anwendung dieser wertvollen und hilfreichen Maßnahmen ab.

Mit unserem Buch möchten wir Ihnen deshalb vor allem praktische Hilfen bei der Anwendung natürlicher Heilverfahren bieten. Tipps und Ratschläge zum Leben mit dem kranken Kind sind uns ebenso wichtig wie die geschilderten Möglichkeiten zur Krankheitsvorbeugung.

Wir behandeln die häufigsten Erkrankungen im Kindesalter von A–Z und erklären Ihnen in einem kurzen Überblick jeweils die Ursachen und Anzeichen. Vorschläge zur Anwendung bewährter Hausmittel aus Küche und Garten finden Sie genauso wie ausführliche, praxisgerechte Anleitungen zu Wickeln, Auflagen, Bädern und anderen physikalischen Maßnahmen. All diese natürlichen Therapiemöglichkeiten lassen sich im Übrigen auch bei Erwachsenen wirkungsvoll und preiswert zur Linderung von Beschwerden nutzen.

Mit der Zusammenstellung pflanzlicher und anthroposophischer Arzneimittel legen wir Wert darauf, die eigenen Gesundungskräfte Ihres Kindes anzuregen. Eine Besserung tritt vielleicht nicht immer so rasch ein, wie Sie es von anderen Medikamenten gewöhnt sind. Haben Sie etwas Geduld, Heilung braucht Zeit. Der Organismus ist eben keine Maschine, die man schnell reparieren kann.

Es gibt allerdings auch Situationen, in denen die Behandlung mit sanften Mitteln ihre Grenzen hat, in denen die Anregung der Selbstheilungskräfte nicht gelingt oder nicht ausreichend ist. Für diesen Fall zeigen wir Ihnen auf, was Sie bei der Selbstbehandlung unbedingt beachten sollten oder ab wann Sie einen Arzt oder Heilpraktiker zurate ziehen müssen. Zur besseren Lesbarkeit haben wir auf die gesonderte Erwähnung von Ärztinnen, Heilpraktikerinnen und Heilpraktikern im Text verzichtet.

Viele Zutaten, die Sie für die Anwendungen benötigen, lassen sich in Ihrem Haushalt finden. Deshalb heißen sie ja Hausmittel. Achten Sie bei Lebensmitteln, die Sie als therapeutischen Zusatz verwenden, auf eine gute Qualität. Wählen Sie naturbelassene, wenig verarbeitete und frische Zutaten, die am besten aus biologischem oder besser noch aus biologisch-dynamischem Anbau (Demeter-Qualität) stammen. Diese Lebensmittel sind nicht mit schädlichen Pflanzenschutzmitteln oder Kunstdüngern behandelt und enthalten, wenn überhaupt, nur natürliche Zusatz-, Farb- oder Aromastoffe.

Die angegebenen Heilkräuter, Öle und Tees besorgen Sie sich am besten in der Apotheke. So können Sie sicher sein, keine minderwertigen Produkte dubioser Herkunft zu erhalten, sondern eine gute und nach den Vorschriften des Arzneibuches geprüfte Qualität. Ihr Apotheker wird auch die empfohlenen Arzneimittel vorrätig haben oder sie auf Wunsch für Sie besorgen.

Genaues Beobachten, gezieltes Handeln

Eine geschulte Beobachtungsfähigkeit hilft Ihnen, beginnende Krankheiten oder andere Entwicklungstendenzen Ihres Kindes frühzeitig zu erkennen und einzuschätzen. Sie können so rechtzeitig aktiv werden und mit gezielten Maßnahmen den Verlauf einer Erkrankung abmildern oder Ihr Kind zumindest unterstützend begleiten.

Keine Sorge, dazu müssen Sie sich nicht den diagnostischen Blick eines

Arztes aneignen. Eine solch distanzierte Betrachtungsweise wäre durch die innige Nähe zu Ihrem Kind für Sie auch nur sehr schwer herzustellen.

Machen Sie sich deshalb als Erstes ein genaues Bild der aktuellen Situation. Die folgende Aufzählung zeigt, auf was Sie dabei achten können:

- *Welchen Eindruck macht Ihr Kind gerade auf Sie?*
  Wirkt es lebendig, fröhlich, gelöst, aufgeweckt oder erschöpft, abwesend, traurig, angespannt oder ärgerlich? Ist es anders als sonst? Was ist anders?

- *Was fällt Ihnen an Ihrem Kind auf?*
  Sind seine Augen klar, glänzend, matt, wässrig, verquollen, gerötet etc.?
  Ist die Hautfarbe normal, blass, gerötet, bläulich marmoriert?
  Klingt die Stimme rau, heiser, belegt, gedämpft, kraftlos?
  Ist die Gestik lebendig, fahrig, eingeschränkt oder unkontrolliert?
  Sind die Bewegungen harmonisch, gut koordiniert oder verlangsamt und unsicher?
  Wie atmet Ihr Kind? Wie ist sein Appetit? Klappt es mit der Verdauung? Schläft es gut? Hat es Schmerzen?

- *Wie fühlt sich Ihr Kind an?*
  Sind seine Hände und Füße warm oder kalt?
  Ist die Haut trocken, feucht, glatt oder rau, die Stirn heiß oder kühl?
  Ist die Bauchdecke weich oder gespannt?
  Mag es Berührung, oder lehnt es sie ab?

- *Wie riecht Ihr Kind?*
  Salzig, säuerlich, stechend-scharf, süßlich, leicht herb, verschwitzt?

- *Wie ist es in Kontakt mit Ihnen oder anderen?*
  Offen, mitteilsam, interessiert oder schüchtern, unsicher, gehemmt?

Neben Ihrer Wahrnehmungsfähigkeit steht Ihnen allerdings noch ein anderer wesentlicher Zugang zur Verfügung: Ihre Intuition. Außer objektiv beobachtbaren Anzeichen können Ihre Empfindungen nämlich sehr hilfreich sein. Durch eine regelmäßige Beobachtungsschulung lernen Sie Ihre innere Stimme sicher einzuschätzen und ihr zu vertrauen. Für die Beurteilung eines Zustandes und der notwendigen Entscheidungsfindung für Ihr Handeln spielt beides, besonders im Krankheitsfall eines Familienangehörigen, eine wesentliche Rolle.

Nach der aktuellen Momentaufnahme folgt der nächste Schritt: Sie überlegen, welche sinnvollen Maßnahmen Sie ergreifen können und beobachten ihre Wirkungen bei der Anwendung. Dazu ein Beispiel:

Der vierjährige Fabian ist seit gestern blass, und sein Gesicht scheint leicht aufgedunsen. Sein Appetit ist mäßig, seine Stimme klingt auffallend näselnd, und er hatte vor zwei Tagen den letzten Stuhlgang. Es sieht so aus, als ob er einen Schnupfen bekäme, doch der Fluss kommt nicht so recht in Gang. Auf einen leichten Fingerdruck auf seinen rechten vorderen Ohrknorpel reagiert er unwillig und verzieht schmerzvoll sein Gesicht. Die linke Seite tut nicht weh.

Fabian hat schon einige Ohrentzündungen hinter sich, die immer nach einem Schnupfen auftraten, ihm starke Schmerzen und seinen Eltern manch schlaflose Nacht bescherten. Alles deutet darauf hin, dass sich wieder eine Mittelohrentzündung anbahnt. Doch Fabians Mutter weiß mittlerweile, wie sie durch eine rechtzeitige Selbstbehandlung das Schlimmste verhindern kann.

Ein Zwiebelsäckchen auf dem rechten Ohr lindert die zunehmenden Schmerzen. Außerdem hat Fabian vor kurzem gelernt, einige Tropfen Kochsalzlösung aus seiner Hand aufzuschnupfen. Er schnorchelt jetzt liebend gern, da mit viel Geräusch verbunden, mehrmals täglich die Flüssigkeit in beide Nasenlöcher. Fabian erlebt, dass Mutters Rezepte ihm helfen und das Ohr dann nicht mehr so wehtut. Der Schnupfen kommt zum Fließen, und die Gefahr einer Mittelohrentzündung ist gebannt. Ansteigende Fußbäder und Holunder-Lindenblüten-Tee begleiten das problemlose Abklingen der Schniefnase. Nach wenigen Tagen ist Fabian wieder gesund, trägt aber beim Draußenspielen sicherheitshalber noch ein schützendes Stirnband.

Liebevolle Begleitung

Als Eltern lernen Sie im Verlaufe seiner Entwicklung die Krankheitssymptome Ihres Sprösslings einzuschätzen. Sie können beispielsweise beobachten, dass den meisten Erkrankungen mehr oder weniger ausgeprägte Quengelphasen vorausgehen. Ihr Kind fühlt sich nicht wohl, ist unleidlich, unruhig, mit nichts zufrieden. Auch wenn es schwer fällt: Versuchen Sie erst gar nicht, es mit immer neuen Anreizen zu besserer Laune zu bewegen. Ihr Kind braucht jetzt Ruhe, ein Gleichmaß in seinem Umfeld und Ihre Ausgeglichenheit, denn manche Krankheit muss erst einmal «ausgebrütet» werden.

Ist Ihr Kind dann richtig krank, wird es meist von selbst die Ruhe suchen. Kinder begeben sich oft mit erstaunlicher Selbstverständlichkeit auch in schwerere Krankheiten hinein. Manchmal entsteht der Eindruck, dass man als mitfühlender Elternteil mehr leidet als das Kind selbst.

Wenn Ihr Kind z. B. nach einem Sturz weint und stöhnt, nehmen Sie es ernst und sprechen Sie ihm nicht seine Empfindungen und Gefühle («Das ist doch nicht so schlimm!») ab. Trösten Sie es, indem Sie es bestätigen oder vielleicht auch auf eigene Erfahrungen verweisen. Dieses liebevolle Verständnis wird Ihr Kind mehr unterstützen als das Übertönen mit Ablenkungsmanövern wie Süßigkeiten oder Ähnlichem.

Schmerzerfahrungen sind für Ihr Kind wichtig, denn sie wirken sich auf seinen späteren Umgang mit den eigenen und den Schmerzen anderer aus. Hat Ihr Kind selbst Schmerzen kennen gelernt, wird es dem Leid seiner Mitmenschen anders begegnen können.

Nach einer bewältigten Erkrankung ist es um die Erfahrung reicher, auch unangenehme und vielleicht schmerzvolle Zeiten aus eigener Kraft überstehen zu können. Das stärkt sein Selbstvertrauen und gibt ein Gefühl innerer Stärke – Basis für eine körperliche und seelische Gesundheit.

Wir wünschen Ihnen und Ihrer Familie gesunde und entWICKELungsreiche Zeiten!
Birgit Laue
Angelika Salomon

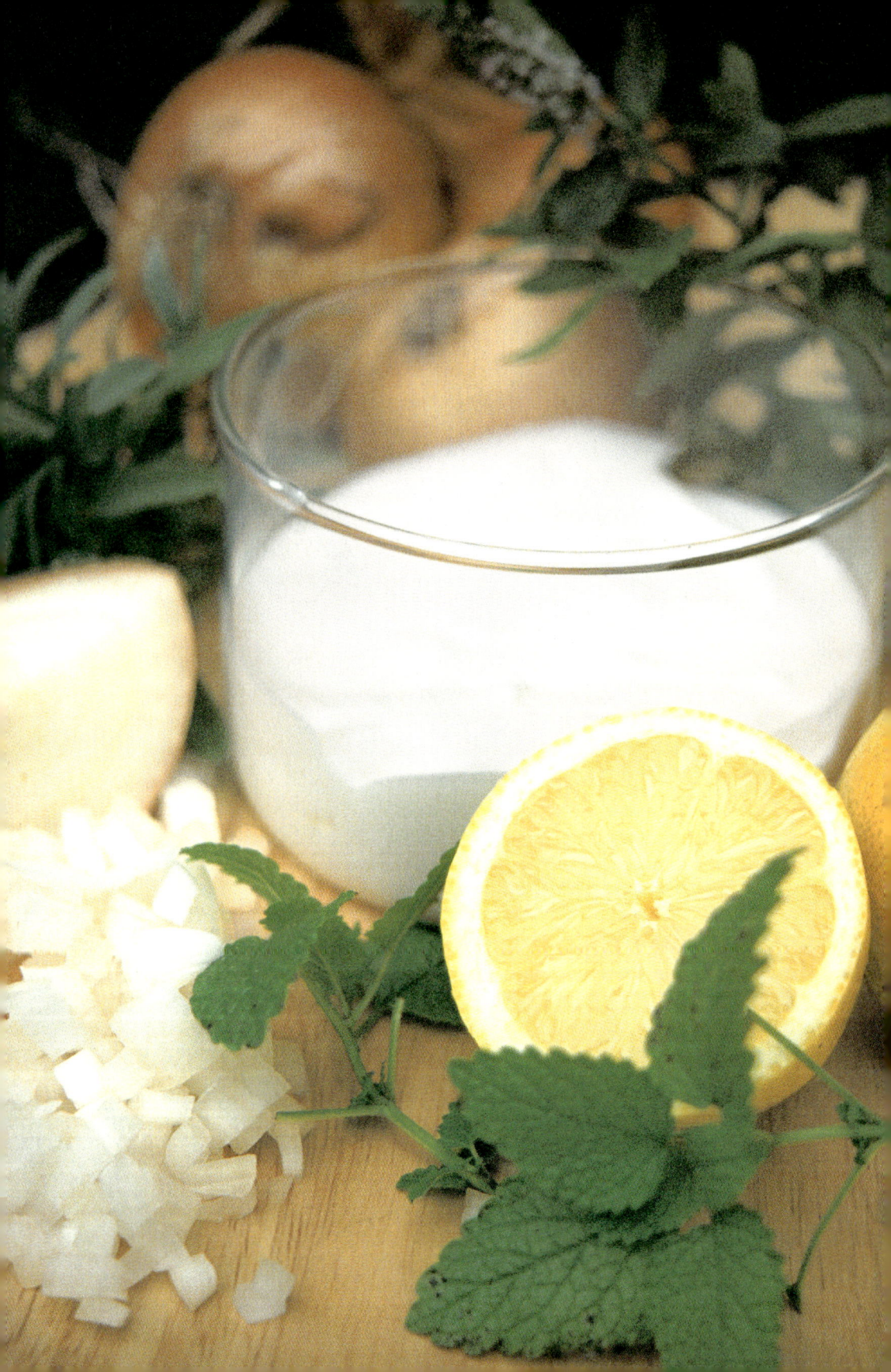

KAPITEL 1

Natürliche Hilfen von A(kne) bis Z(eckenbisse)

Zur Selbstbehandlung leichter oder

chronischer Erkrankungen oder als begleitende

Maßnahmen zur ärztlichen Therapie können

Sie auf bewährte Hausmittel und sanfte

Naturmedizin zurückgreifen.

Akne

Zum Schutz der Haut wird aus unseren Talgdrüsen Talg abgesondert. Das hält die Haut weich und geschmeidig. Besonders viele dieser Drüsen befinden sich im Stirn-, Nasen-, Kinn- und Rückenbereich.

Die mit der Pubertät einsetzende Produktion von Geschlechtshormonen aktiviert die Tätigkeit der Talgdrüsen. Diese weiten sich und sondern Talg und Fett im Übermaß ab, die Haut glänzt jetzt häufig.

Gleichzeitig wird der Verhornungsprozess angeregt. Hornzellen bleiben im Ausführgang der Talgdrüsen stecken und bilden zusammen mit dem Fett einen Pfropfen. Durch die zusätzliche Ansiedlung von Bakterien kommt es zu einer lokalen Entzündung: Ein Pickel blüht auf!

Pickel und Mitesser belasten nicht nur die Haut, sondern vor allem auch das Selbstbewusstsein Ihres Kindes. Daher ist es nicht verwunderlich, dass für die Pflege unreiner Haut viele, häufig unwirksame Kosmetika gekauft werden.

Pickel treten nicht nur als Folge der Hormonumstellung auf, sie werden ebenso durch andere Faktoren bedingt wie z. B. Ernährungsgewohnheiten, Verdauungsstörungen, Umwelteinflüsse, psychische Probleme, Rauchen.

AKNE BEIM NEUGEBORENEN

Auch manche Babys bekommen in den ersten Tagen nach der Geburt Pickel im Gesicht und am Hals. Ursache ist eine gesteigerte Empfindlichkeit der Talgdrüsen gegenüber den mütterlichen Hormonen, die in einer geringen Konzentration noch im Blut des Kindes zirkulieren.

Diese *Neugeborenenakne* muss nicht behandelt werden, sie verschwindet meistens von selbst innerhalb der ersten drei Lebensmonate.

Viele Eltern stören diese Pickel allerdings aus kosmetischen Gründen. In diesem Fall können Sie die Haut Ihres Babys mehrmals täglich vorsichtig mit lauwarmem → *Stiefmütterchentee* (S. 145) betupfen.

Hausmittel

Eine reinigende und desinfizierende Gesichtsmaske mit Quark lässt sich leicht und preiswert selbst herstellen:

Quarkgesichtsmaske

Bei: Unreiner und zu Entzündung neigender Gesichtshaut, Sonnenbrand
Nicht bei: Milcheiweißkontaktallergie
Zutaten: 1 Becher Magerquark, zimmerwarm, 1 Päckchen Hefe, Saft einer halben Zitrone
Zubereitung: Sie vermischen die Zutaten miteinander und reinigen die betreffenden Körperpartien mit lauwarmem Wasser vor. Die Masse messerrückendick auftragen und einwirken lassen, bis sie zu bröseln beginnt. Nehmen Sie die Maske mit warmem Wasser ab.
Vorsicht! Auf Zitrusfrüchte reagieren manche Menschen allergisch. Sie können in diesem Fall den Zitronensaft durch 2–3 EL → *Stiefmütterchentee* (S. 145) ersetzen.

Eine Tee-Kur mit einer Mischung aus Braunwurz- und Stiefmütterchentee kann das Hautbild von innen heraus verbessern. Beide Pflanzen sind in der Volksmedizin für ihre Heilwirkung bei Akne, Ekzemen und anderen Hauterkrankungen bekannt.

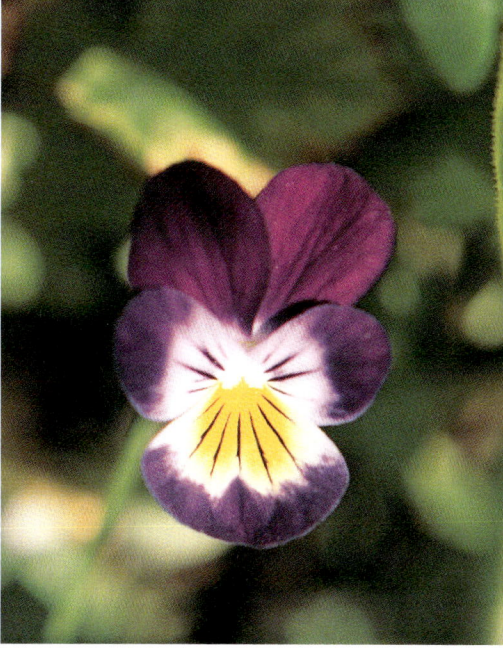

Viola tricolor – das Stiefmütterchen

Akne-Tee

Zutaten: 25 g Stiefmütterchenkraut, 25 g Braunwurzkraut
Zubereitung: 1 TL der Mischung mit ¼ l kochendem Wasser übergießen, 10 Minuten zugedeckt ziehen lassen und abseihen.
Dosierung: 2-mal täglich eine Tasse Tee schluckweise trinken.

Das hilft auch

Der kühlende Schaum einer auf natürlicher Basis hergestellten *Sandelholzseife* beruhigt und reinigt die Haut, verkleinert die Poren und wirkt antibakteriell. Ebenfalls empfehlenswert sind die Produkte der *Akne-Serie, WALA* (Gesichtsdampfbad, Gesichtsmaske, Gesichtswasser

und Akne-Kapseln), die den Stoffwechsel der Problemhaut harmonisieren.

Bitte beachten

Eine wesentliche Rolle bei der Akne-
behandlung spielt die Ernährung: Für
einen längeren Zeitraum sollten alle
fettigen, süßen und scharfen Speisen
gemieden werden. Besonders für

Jugendliche ein hartes Los, aber
äußerst effektiv!

Wichtig: Nicht ständig an den
Pickeln herumdrücken! Das kann die
Entzündung verstärken. Das Ausquet-
schen der Pickel und Mitesser sollte
man, auch wenn es schwer fällt,
besser erfahrenen Kosmetikerinnen
oder Hautärzten überlassen.

Allergien

Allergische Erkrankungen kommen
bei Kindern besonders häufig vor.
Ihre Bedeutung hat vor allem in den
Industrienationen stark zugenommen.

Eine Allergie ist eine Veränderung
der körpereigenen Abwehrlage im
Sinne einer krank machenden
Überempfindlichkeit. Dabei reagiert
der Organismus auf verschiedene
allergieauslösende Stoffe, «Aller-
gene» genannt. Es gibt:

- *Nahrungsmittelallergene*, die beim
  Essen aufgenommen werden, z. B.
  Kuhmilch, Eier, Fisch, Nüsse, Soja,
  Weizenmehl, Farb-, Süß-, Aroma-
  und Konservierungsstoffe.

- *Inhalationsallergene*, die eingeat-
  met werden, z. B. Pollen, Haus-
  staubmilben, Tierhaare.

- *Kontaktallergene*, mit denen man
  über die Haut in Berührung
  kommt, z. B. Cremes, Seifen,
  ätherische Öle, bestimmte Metall-
  legierungen, chemische Behandlung von Kleidungsstoffen.

Für den gesunden Menschen sind
diese Stoffe meistens harmlos. Sie
werden bei Kontakt vom Immunsystem als körperfremd erkannt
und durch die Bildung spezieller
Eiweißkörper, der Immunglobuline,
abgewehrt. Bei Allergikern ist die

Konzentration dieser Antikörper im Blut stark erhöht, wodurch es zu überschießenden Reaktionen kommen kann.

Die genauen Ursachen dafür sind bis heute noch nicht bekannt, doch fast immer sind die betroffenen Kinder gleichzeitig auch seelisch «dünnhäutig». Sie haben es oft nicht leicht, sich nach außen abzugrenzen.

Hausmittel

Die Wahl der Mittel hängt entscheidend von den Symptomen und Beschwerden ab. Unter → Asthma Bronchiale (S. 26), → Neurodermitis (S. 65), → Heuschnupfen (S. 51) finden Sie gezielte Behandlungsmöglichkeiten der jeweiligen allergischen Erscheinungsform.

Fast alle Allergiker haben einen gestörten Wärmehaushalt und dadurch oft kalte Füße. Hier lässt sich gut und sinnvoll mit regelmäßigen → *Senfmehlfußbädern* (S. 136) Abhilfe schaffen.

Das hilft auch

Die ersten Lebensmonate Ihres Kindes sind eine sehr sensible Phase. Das kindliche Immunsystem ist noch nicht vollständig ausgebildet, Umweltbedingungen können in dieser Zeit die Entstehung einer Allergie stark beeinflussen. Besonders dann, wenn in der Familie bereits eine Allergieneigung besteht (familiäre Disposition), denn die Veranlagung zur Allergie ist vererbbar.

Die folgenden Tipps bieten Ihnen einen gewissen Schutz vor der Entstehung bzw. Verschlimmerung einer allergischen Erkrankung. Allerdings sind auch sie keine Garantie für eine allergiefreie Kindheit.

Vorbeugende Maßnahmen

- Stillen Sie Ihr Kind ausschließlich und konsequent über sechs Monate, füttern Sie so spät wie möglich zu.
- Schützen Sie Ihr Kind vor Tabakrauch.
- Verwenden Sie bei der Kinderpflege hochwertige Produkte ohne Farb-, Duft- oder Konservierungsstoffe sowie ohne mineralölhaltige Vaseline und Paraffine.
- Lassen Sie bei Verdacht Ihr Kind frühzeitig von einem erfahrenen Allergologen oder Kinderarzt untersuchen.
- Bei bestätigter Allergie verzichten Sie auf ein Haustier. Vorbeugend ist dies nicht nötig.
- Waschen Sie neue Kleidungsstücke unbedingt vor dem ersten Tragen.
- Achten Sie beim Kauf von Kleidung und Schmuck auf nickelhaltige Metallteile wie z. B.

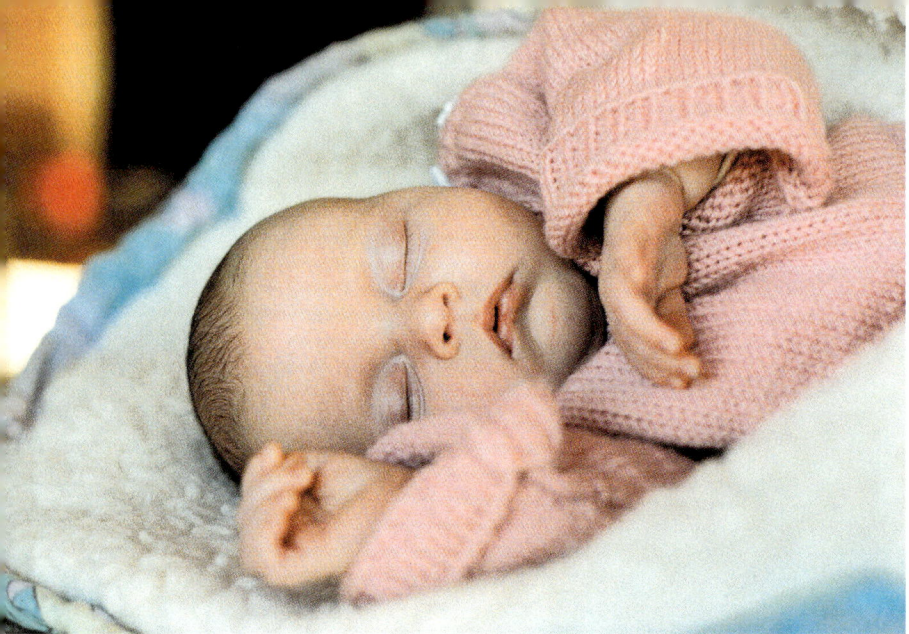

Warm eingemummelt

Nieten, Ösen, Knöpfe oder Ohr-
ringe, Ketten etc. Diese sollten
nicht mit der Haut in Berührung
kommen.

- Wenn möglich, kaufen Sie
Naturfaser-Kleidung aus kontrolliert biologischem Anbau oder
zumindest schadstoffgeprüften
Materialien.
- Unterstützen Sie den Wärmeorganismus Ihres Kindes durch
warme Unterbekleidung: wenn
sie vertragen wird, aus Wolle,
ansonsten aus Seide oder
Baumwolle (s. Adressen).
- Gestalten Sie den Tagesablauf für
Ihr Kind kontinuierlich und rhyth-
misch. Feste Aufsteh- und
Schlafenszeiten, regelmäßige

Mahlzeiten, kleine Rituale zur
Nachtruhe schaffen für Ihr Kind
auch im Äußeren Sicherheit und
einen verlässlichen Halt.

- Reduzieren Sie die Außenreize im
Umfeld Ihres Kindes so weit wie
möglich: Benutzen Sie z. B.
Fernseher, Videogerät, Computer
und Radio nur gezielt und planen
Sie nach Unternehmungen nötige
Ruhephasen gleich mit ein.

Bitte beachten

Eine lebensbedrohliche Situation im
Zusammenhang mit allergischen
Erkrankungen ist die so genannte
anaphylaktische Reaktion. Sie be-
ginnt oft unmittelbar nach dem
Kontakt mit einem Allergen, wie z. B.

nach der Einnahme eines Arzneimittels oder häufig auch nach einem → Insektenstich (S. 55).

Suchen Sie sofort einen Arzt auf, wenn Ihr Kind folgende Symptome zeigt (je schneller die Symptome einsetzen, desto schwerer ist der Verlauf):

- Kribbeln im Mund, an Handflächen und Fußsohlen
- Hautrötungen
- Quaddelbildung
- Juckreiz

- Schwächegefühl mit gleichzeitigem Pulsanstieg
- Übelkeit und Erbrechen
- Durchfall
- Bewusstseinstrübung

In schweren Fällen kann es zu Atemnot, zur Ohnmacht oder zu einem lebensgefährlichen Kollaps kommen. Sie sollten bei bekannter Allergie entsprechende Medikamente im Hause haben. Sprechen Sie mit Ihrem Arzt über die Notfall-Apotheke.

Appetitlosigkeit

Ihr Kind stochert lustlos in seinem Essen herum, nimmt nur kleinste Mengen zu sich oder möchte überhaupt nichts essen?

Während oder unmittelbar nach einer Erkrankung ist mangelnder Appetit normal und sogar ausgesprochen sinnvoll: Der Organismus spart die für die Verdauungstätigkeit notwendigen Kräfte und nutzt sie zur Heilung der bestehenden Krankheit. Machen Sie sich keine Sorgen: Sobald Ihr Kind wieder gesund ist, wird es Versäumtes schnell nachholen.

Eine plötzlich auftretende Appetitlosigkeit ist häufig ein zuverlässiges Indiz für eine bevorstehende Magen-Darm-Erkrankung, eine Erkältung oder eine andere Infektionserkrankung.

Manchmal haben schlechte Esser auch zu wenig Verdauungssäfte, die für einen gesunden Appetit und die Bekömmlichkeit der Nahrung jedoch wichtig sind. Stress oder seelische Probleme können weitere Ursachen für die mangelnde Lust am Essen sein.

Hausmittel

Pomeranzenwasser

Geben Sie Ihrem Kind 20 Tropfen
Pomeranzentinktur (aus der Apotheke)
auf 1 kleines Glas Wasser, evtl. mit etwas
Agavendicksaft oder Honig gesüßt,
½ Stunde vor den Hauptmahlzeiten
zu trinken.

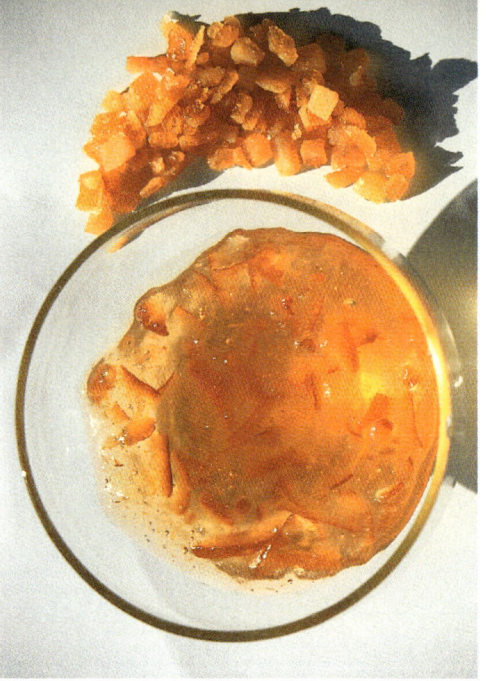

POMERANZEN

Pomum aurantium, der goldene Apfel, lautet die lateinische
Bezeichnung der Pomeranze. Wegen ihres herben Geschmacks
nennt man sie auch Bitterorange. Aus ihrem Fruchtfleisch werden aromatische Orangenmarmeladen und Liköre hergestellt, aus
der Schale das bitter-süße Orangeat. Die Bitterstoffe der getrockneten Schale sind appetitanregend und magensaftbildend.

Pomeranzenblütenöl, auch Neroliöl genannt, ist ein wichtiger
Duftstoff für Aromatherapeuten und Parfümeure. Ihm wird eine
stärkende und psychisch anregende Wirkung zugeschrieben. In
der Kosmetik findet Neroli als hautpflegendes und regenerieren-
des Öl für strapazierte Haut, zur Vorbeugung von Schwanger-
schaftsstreifen und zur Narbenbehandlung Anwendung.

Pomeranzen wurden bereits 2500 Jahre v. Chr. in Südostasien
angebaut. Heute ist Spanien das bedeutendste Anbaugebiet in
Europa. Die der Orange sehr ähnlichen Früchte wachsen dort an
immergrünen Bäumen, die bis zu 13 Meter hoch werden. Ernte-
zeit sind die Monate Januar bis März.

Bewährt hat sich auch folgender Tee, der wegen seines frischen Aromas gerade Kindern sehr gut schmeckt:

Gänseblümchen-Teemischung:

Zutaten: 40 g Gänseblümchen, 40 g Eisenkraut, 20 g Zitronenmelisse
Zubereitung: Übergießen Sie 3 – 4 TL der Mischung mit 1 l kochendem Wasser; 10 Minuten zugedeckt ziehen lassen, abseihen.
Dosierung: ½ Stunde vor jedem Essen 1 Tasse

Das hilft auch

Zur Anregung der Verdauungssäfte eignen sich sehr gut frische *Apfelschnitze*, die Sie Ihrem Kind über den Tag verteilt immer wieder anbieten können. Auch eine halbe *Grapefruit* oder 1 TL *Preiselbeerkompott* erfrischen und regen den Appetit an. Hat Ihr Kind schon beim Frühstück keinen Hunger, geben Sie ihm ein Glas mit verdünntem WELEDA *Schlehenelixier*, je nach Vorliebe in kaltem oder warmem Wasser.

Bitte beachten

Drängen Sie Ihr Kind nicht zum Essen und zwingen Sie es nicht, Speisen zu essen, die es nicht mag. Belohnungen mit Süßigkeiten sind genauso wenig sinnvoll wie Strafen durch Essensentzug. Sie zerstören das natürliche Verhältnis zum Essen.

Lassen Sie Ihren schlechten Esser nichts mehr zwischendurch «futtern» und reduzieren Sie vor allem das Naschen und das Trinken von zucker- und zuckerersatzstoffhaltigen Getränken wie Limonaden, Cola oder gesüßten Fruchtsäften. Ein Glas Limo vor dem Essen kann ein kleines Kind bereits satt machen.

Richten Sie Ihrem Kind die Mahlzeiten in kleinen Portionen appetitlich und ansprechend an, z. B. mit einem lustigen Gesicht aus frischem Obst dekoriert.

Streiten Sie nicht während des Essens über die Essgewohnheiten Ihres Sprösslings, sondern gehen Sie eine Zeit lang einfach darüber hinweg. Schenken Sie Ihrem Kind Ihre Aufmerksamkeit an anderer Stelle.

Asthma bronchiale

Asthma nennt man eine anfallsweise Atemnot, die häufig nachts aus dem Schlaf heraus auftritt: Ihr Kind ist blass-bläulich, sitzt aufrecht im Bett, ringt nach Luft und hat Angst zu ersticken. Es atmet schwer und mit pfeifenden Geräuschen aus. Dabei dauert das Ausatmen wesentlich länger als das Einatmen.

Man unterscheidet zwischen allergisch bedingtem und nicht allergischem Asthma. Allerdings findet sich bei den meisten betroffenen Kindern eine Mischform, die das Bronchialsystem besonders empfindlich macht. Körperliche Anstrengung, Wetter- und Temperaturumschwünge können ebenso Auslöser eines asthmatischen Anfalls sein wie Pollen, Tierhaare oder bestimmte Nahrungsmittel, vor allem Kuhmilch- und Hühnereiweiß.

Asthma bronchiale ist eine ernst zu nehmende Erkrankung, die frühzeitig und konsequent ärztlich behandelt werden sollte. Hausmittel sollten Sie zunächst nur begleitend anwenden.

Hausmittel

Bei beginnenden Atmungsbeschwerden helfen → *Fußbäder mit Senfmehl* (S. 136).

Zum Abschwellen der Schleimhäute und zum Entkrampfen nach dem Anfall → *temperierte Brustwickel* (S. 117) oder → *Brustauflagen mit Quark* (S. 116) oder → *heiße Zitronen-Brustwickel* (S. 110).

Beruhigend und schlaffördernd sind → *warme Ölkompressen mit Lavendel* (S. 118).

Durchwärmend, atmungsaktivierend und entzündungshemmend wirken → *heiße Brust- oder Rückenkompressen mit Eukalyptuspaste* (S. 113). Wichtig: Nicht während eines akuten Anfalls anwenden!

Das hilft auch

Nach einem durchwärmenden Fußbad kann der entkrampfende Effekt zusätzlich durch eine Einreibung der Füße und Waden mit *Cuprum metallicum 0,4 % Salbe,* WELEDA, unterstützt werden. Auch regelmäßige → *Öldispersionsbäder* (S. 128) wirken durchwärmend und entkrampfend.

Die ohnehin schon bestehende Atemnot des Asthmatikers wird durch

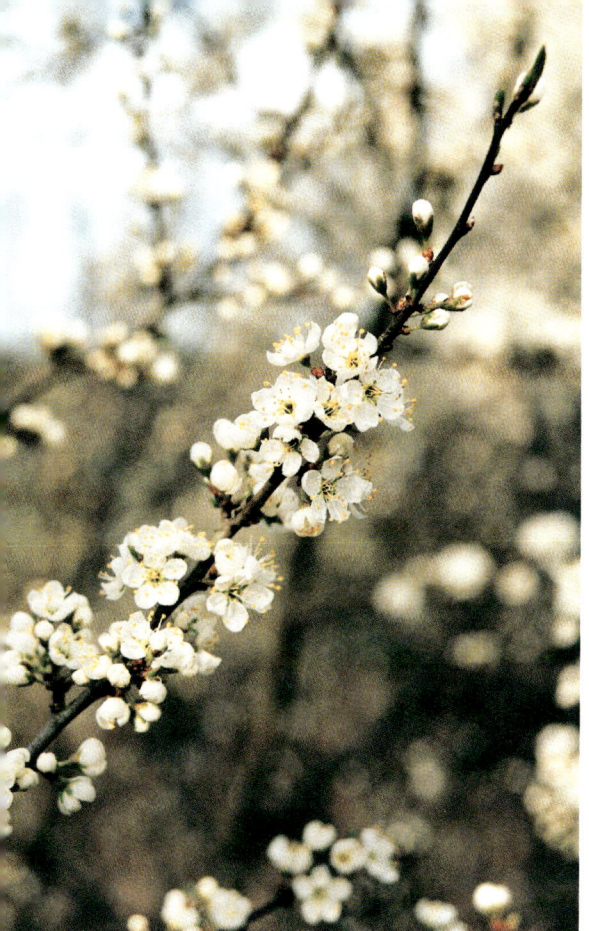

Schlehdornblüten

Sytra-Tee

Zutaten: 10 g Anisfrüchte,
10 g Eibischwurzel, 30 g Holunderblüten,
20 g Isländisch Moos, 30 g Schlehdornblüten

Zubereitung: Sie überbrühen 1 TL der
Mischung mit ¼ l kochendem Wasser
und lassen den Tee 10 Minuten
zugedeckt ziehen. Anschließend
abseihen und etwas abkühlen lassen.

Dosierung: 3- bis 4-mal täglich eine
Tasse. Geben Sie bei Bedarf etwas
Zitronensaft und Honig hinzu.

zähen Schleim in den Atemwegen
zusätzlich verstärkt. Deshalb ist es
auch hier wichtig, dass Ihr Kind viel
trinkt. Husten- und Bronchialtees
sind dazu gut geeignet. Den folgenden Tee können Sie sich in der Apotheke mischen lassen:

Bitte beachten

Essenszeiten, Schlaf- und Wachzeiten, Freizeitbeschäftigungen etc.
sollten ihren festen Platz im Tagesge-
schehen haben. Der Rhythmus im
Äußeren unterstützt die inneren
Rhythmen und wirkt damit gesun-
dend auf den Atemrhythmus ein.
Atem- und Entspannungsübungen
helfen Ihrem Kind, die Angst vor
einem Asthmaanfall zu verringern
und erleichtern den Umgang mit der
Erkrankung.

Bauchschmerzen

Hinter dem Symptom Bauchweh
(→ Durchfall S. 38, → Übelkeit und
Erbrechen S. 40, → Verstopfung S. 87,
→ Würmer S. 92) können sich die
unterschiedlichsten Beschwerden
verbergen: ein Magen-Darm-Infekt,
kurzfristige Verdauungsprobleme,
Würmer, seelische Anspannung, eine
Nahrungsmittelunverträglichkeit
oder gar eine Blinddarmentzündung –
immer tut erst einmal der Bauch weh.
Außerdem klagen gerade kleinere
Kinder oft über Bauchschmerzen, weil
bei Infekten auch die Lymphknoten
im Bauchraum beteiligt sein können,
sogar bei einer Mandelentzündung.

Selbst wenn die meisten kurzfristig auftretenden Bauchbeschwerden
harmlos sind, nehmen Sie das Unbehagen Ihres Kindes ernst. Hat es
Schmerzen, deren Ursache Sie
einschätzen können, und kein Fieber,
wenden Sie ruhigen Gewissens
altbewährte Hausmittel an.

Hausmittel

Wärme tut fast immer gut. (Aus-
nahme: Verdacht auf Blinddarmentzündung, s. u.!) Dazu eignen sich
die gute alte *Wärmflasche* oder ein
angewärmtes Kirschkernsäckchen.

Wärmflasche

Beim Befüllen einer Wärmflasche
gibt es zwei wichtige Dinge zu beachten:
- Die Wassertemperatur sollte nicht
  zu heiß sein, ca. 60° C. Auf keinen
  Fall darf kochendes Wasser eingefüllt
  werden, weil es sonst zu schweren
  Verbrennungen kommen kann!
- Die Luft in der Flasche muss
  herausgedrückt werden, damit sie
  sich nicht erwärmt und die Wärmflasche zum Platzen bringt.
  Außerdem hält eine luftgefüllte
  Wärmflasche die Wärme nicht gut.
Sie halten die bis zur Hälfte gefüllte
Wärmflasche am Einfülltrichter fest,
legen sie schräg auf eine flache
Unterlage und lassen die Luft
entweichen, bis der Wasserspiegel
die Einfüllöffnung erreicht. Verschließen Sie die Flasche gut und
prüfen Sie, ob der Verschluss dicht ist.
Stecken Sie die Wärmflasche vor der
Anwendung in einen kleinen Kissen-
bezug oder eine spezielle Hülle.

Eine → *feucht-heiße Bauchauflage*
(S. 111) leistet ebenfalls hervorragen-
de Dienste. Bei Blähungen mit einem
Zusatz von → *Kamillentee* (S. 143),
bei krampfartigen Beschwerden wie

z. B. Periodenschmerzen mit einem Zusatz von → *Melissentee* (S. 144).

Auch eine durchwärmende → *Ölkompresse* (S. 118) mit *Kümmelöl* schafft Linderung und regt die Verdauungstätigkeit an. Geben Sie Ihrem Kind zusätzlich einen entblähenden Tee zu trinken:

Anis-Fenchel-Kümmel-Tee

Zutaten: 10 g Anis, 20 g Fenchel, 10 g Kümmel

Zubereitung: Stoßen Sie die Samen mit einem Mörser leicht an und überbrühen Sie 1 TL der Mischung mit 1/4 l kochendem Wasser. Lassen Sie den Tee 5 Minuten zugedeckt ziehen. Anschließend abseihen und etwas abkühlen lassen.

Dosierung: Kinder 2- bis 3-mal täglich eine Tasse.

Bei Babys genügen 3 – 4 TL vor den Stillmahlzeiten oder Sie bereiten das Fläschchen statt mit Wasser mit dem Tee zu.

Das hilft auch

Bei Kindern ab dem ersten Lebensjahr haben sich sanfte Bauchmassagen mit *Cuprum 0,4 % /Tabacum D 6 Salbe,* WELEDA, bewährt.

Wenn sich die Blähungen hartnäckig halten, ist die Gabe eines Kümmelzäpfchens, z. B. *Carum Carvi Kinderzäpfchen*, WELEDA, sinnvoll.

Bei Bauchschmerzen durch seelische Anspannung oder Schockerlebnisse tut eine → *feucht-heiße Bauchauflage* (S. 111) mit einem Zusatz von Sauerklee-Essenz, z. B. *Oxalis Folium Essenz 20 %* , WELEDA, sehr gut.

Bitte beachten

Wenn die Schmerzen ungewöhnlich stark und krampfartig sind, vor allem im rechten Unterbauch auftreten und Ihr Kind vielleicht sogar zusätzlich erbricht, besteht *Verdacht auf* eine *Blinddarmentzündung*. Messen Sie die Körpertemperatur: Ein Unterschied von mehr als einem Grad Celsius zwischen der Temperatur im Mund/Ohr und der Temperatur im Po deutet auf eine Blinddarmentzündung hin. Auch wenn Ihr Kind blass ist, sein Bauch sich hart anfühlt oder es eine gekrümmte Körperhaltung einnimmt, sollten Sie sofort zum Arzt gehen.

Tabakkultur

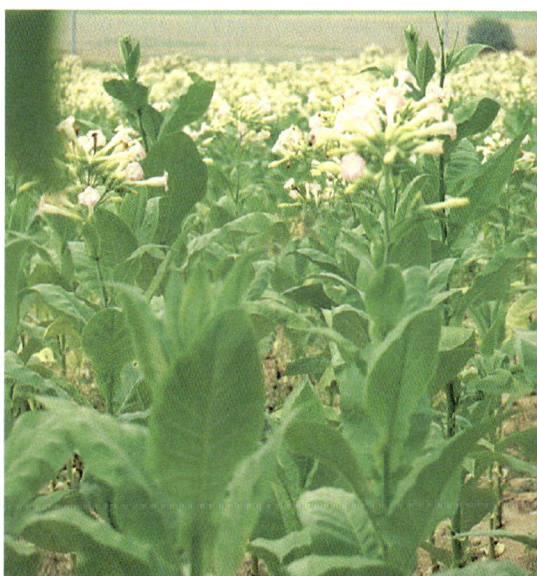

BAUCHSCHMERZEN BEIM BABY

Weil Babys Darm bei der Geburt noch nicht vollständig «ausgereift» ist, sind Blähungen, Bauchkrämpfe und die so genannten Dreimonatskoliken sehr häufig. Dreimonatskoliken heißen übrigens so, weil sie gehäuft in den ersten drei Lebensmonaten auftreten und dann meist von selbst verschwinden. Auch eine Überforderung durch einen aufregenden, unrhythmischen Tag kann beim Baby quälendes Bauchweh hervorrufen. Das Bäuchlein ist dann gebläht und oft gespannt, Ihr Baby weint oder schreit und zieht vielleicht sogar seine Beinchen an.

Bewährt hat sich in diesem Fall der *Fliegergriff*, bei dem Sie Ihr Kind bäuchlings auf Ihren Unterarm legen, sein Köpfchen gut abstützen und es leicht wippend umhertragen.

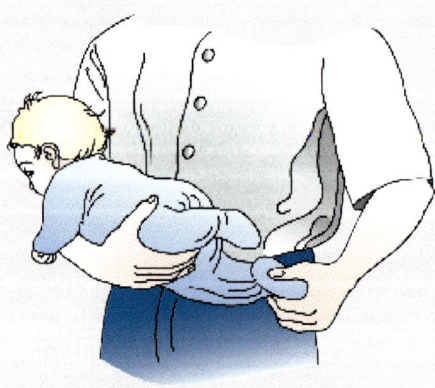

Wechseln Sie sich mit Ihrem Partner beim Tragen ab und ruhen Sie sich zwischendurch immer wieder etwas aus. «Schreibabys» können auch andere Probleme haben; beraten Sie sich mit Ihrer Hebamme oder Ärztin.

Sorgen Sie für einen Rhythmus in der Nahrungsaufnahme und ausreichend warme Kleidung, das unterstützt die Verdauungstätigkeit. Ein kleines *angewärmtes Dinkelspelzkissen*, zwischen Hemd und Unterhemdchen gesteckt, ist ebenfalls sehr hilfreich.

2 – 3 TL ungesüßter *Anis-Fenchel-Kümmel-Tee* vor den Mahlzeiten schaffen ebenso wie eine sanfte *Baucheinreibung* mit einigen Tropfen Öl, z. B. WELEDA *Baby-Bäuchleinöl*, Linderung. Wenn Sie stillen, kauen Sie selbst mehrfach täglich einige *Kümmelsamen*, weil Sie die Wirkstoffe über die Muttermilch an Ihr Kind weitergeben. Trinkt Ihr Kind zu hastig und verschluckt sich öfter, wechseln Sie Ihre Stillposition.

Bei anhaltender Neigung zu Blähungen helfen leichte *Bauchmassagen* mit *Cuprum metallicum 0,1 % Salbe*, WELEDA, um den Nabel.

Bindehautentzündung

Eine der häufigsten Augenerkrankungen im Kindes- und Jugendalter ist die Entzündung der Augenbindehaut. Die Bindehaut ist im Verlauf des Lebens unzähligen Erregern und Reizen ausgesetzt. Beim erstmaligen Kontakt wird oftmals die immunologische Körperabwehr gegen diese Reize mobilisiert, und es kommt zu einer «physiologischen» (normalen) Bindehautentzündung.

Aber nicht immer ist eine Augenentzündung harmlos. Da sich die Behandlung nach dem jeweiligen Auslöser richtet, muss zwischen einer ansteckenden und einer nicht ansteckenden Bindehautentzündung unterschieden werden. Prinzipiell sollten Sie deshalb den Arzt zurate ziehen.

Ursachen für eine nicht ansteckende Bindehautentzündung sind physikalische Reize, z. B. starke Sonneneinstrahlung, scharfer Wind, Staub oder Fremdkörper. Auch der Kontakt mit reizenden Substanzen, z. B. Chlor im Schwimmbad, oder allergisch bedingte Reaktionen durch Hausstaub, Tierhaare, Pollen oder kosmetische Produkte rufen die Entzündung hervor.

Bei Kindern ist der Grund einer ansteckenden Bindehautentzündung meistens eine Infektion durch Bakterien, nur sehr selten eine Virusinfektion.

Das Auge brennt, tränt, ist gerötet und oft durch Absonderungen oder Schleimfäden verklebt. Es bestehen eine erhöhte Lichtempfindlichkeit und meistens ein Juckreiz, den Sie bei kleinen Kindern dadurch erkennen, dass sie sich ständig das Auge reiben.

VERKLEBTE AUGEN BEIM NEUGEBORENEN

Gerade Neugeborene leiden häufig unter einer nicht infektiösen Bindehautentzündung, die eine Folge der so genannten Credéschen Prophylaxe ist. Um einer bakteriellen Infektion mit Bakterien (Gonokokken) vorzubeugen, wird den Kindern unmittelbar nach der Geburt eine leicht ätzende Silbernitratlösung in die Augen geträufelt.

Dadurch kann die Bindehaut gereizt werden, und es kommt in der Folge zu meist gelblichen Absonderungen am Auge, die zwar die Lider verkleben, aber nicht eitrig sind. Eine vorsichtige Reinigung des Auges mit körperwarmem → *Augentrosttee* (siehe unten) löst die Verkrustungen und wirkt reizlindernd.

In den ersten Lebensmonaten sind außerdem die Tränenkanäle Ihres Kindes noch nicht vollständig entwickelt. Sie sind noch sehr eng und verstopfen häufig, dadurch tränen die Augen. Im inneren Augenwinkel sammelt sich das Sekret und bildet einen Schorf, der die Augen verklebt. In manchen Fällen kommt es zu einer Bindehautentzündung. Diese «Tränengangstenose» verschwindet meist von selbst zwischen dem 6. und 12. Lebensmonat. Nur in seltenen Fällen ist dann noch eine harmlose Sondierung und Spülung des Tränenkanals durch den Augenarzt notwendig.

Hausmittel

Bereits der Name verrät das Anwendungsgebiet dieser alten Heilpflanze: Kompressen oder Waschungen mit einem Tee aus Augentrost helfen bei geröteten und gereizten Augen. Auch innerlich angewendet kann Augentrost-Tee die Heilung unterstützen.

Waschungen und Kompressen mit Augentrost-Tee

Zutaten: 2 kleine, weiche Baumwolltücher oder Einwegtaschentücher (ohne Zusätze wie Menthol oder andere Duftstoffe!), ¼ l kaltes Wasser, 1–2 TL Augentrostkraut, getrocknet, einige Kristalle Kochsalz.

Zubereitung: Augentrostkraut mit dem kalten Wasser übergießen, den Tee zum Sieden bringen und ihn anschließend noch zwei Minuten abgedeckt ziehen lassen. Geben Sie wenige Kristalle Kochsalz zum abgeseihten Tee, ist das für die Anwendung am Auge angenehmer: So gleicht sich nämlich der Salzgehalt der Spüllösung dem unserer Tränenflüssigkeit an. Lassen Sie den Tee abkühlen, bis er nur noch handwarm ist.

Dosierung: Für jedes Auge je ein Tuch mit Tee tränken und 1- bis 3-mal täglich das Auge sanft von außen nach innen reinigen, also in Richtung Nasenwurzel. Das ist wichtig, damit eventuell vorhandene Keime nicht über das gesamte Auge verteilt werden. Im Übrigen kön-

AUGENTROST

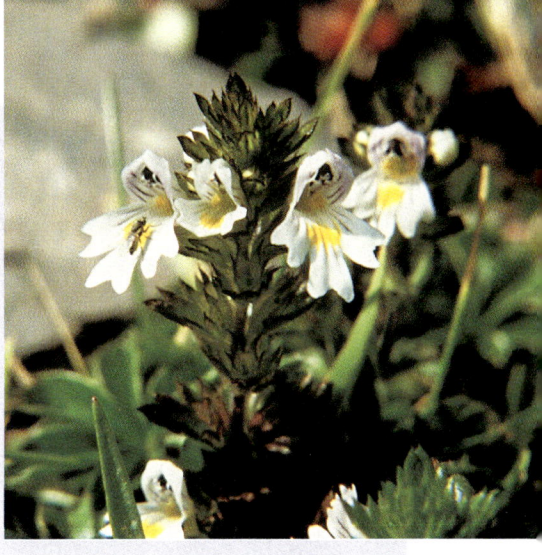

Die freundlichen Blüten-
gesichtchen des Augen-
trostes blicken Ihnen entgegen, wenn Sie sich die
Mühe machen, auf un-
gedüngten Wiesen oder
an Wegrändern nach der
kleinen und unscheinbaren
Pflanze Ausschau zu halten.

Ihr botanischer Name lautet Euphrasia officinalis, was sich mit
Frohsinn oder Wohlbefinden übersetzen lässt. Genau das spiegeln die
Blüten beim genauen Betrachten auch wider: das klare Hell der
Blüten, der intensiv gelbe Fleck auf der dreilappigen Unterlippe, der
wie ein Klecks Sonnenlicht wirkt. Weit und fröhlich öffnet sich das
zart violett gezeichnete Innere in die Welt.

In der sommerlichen Vielfalt der Blüten und Gräser droht der
kleine Augentrost fast unterzugehen. Indem er aber über seine
Saugwurzelfasern benachbarten Gräsern ihre bereits fertige Nährlö-
sung entzieht, sichert er sein Überleben. Von den Bauern wurde er
deshalb wenig geschätzt. Volkstümliche Namen wie Weibdieb, Heu-
schelm, Milchdieb oder Giebinix zeugen noch heute davon.

Im Mittelalter setzte man Augentrost als Räucherwerk bei rituel-
len Handlungen ein, um Hellsichtigkeit zu erlangen. Heute ist Euphrasia durch seinen Inhaltsstoff Aucubin ein anerkanntes Arzneimittel in der Augenheilkunde.

nen Verkrustungen so nicht über den
Lidrand ins Auge gelangen.

Größere Kinder sollten die getränkten
Kompressen 2-mal täglich ca. 10 Minuten auf den geschlossenen Augen
belassen.

Vorsicht! Bereiten Sie den Tee immer
frisch zu. Bleibt die selbst hergestellte
Augenspüllösung längere Zeit stehen,
ist sie ein idealer Nährboden für Bakterien und andere Keime.

Das hilft auch

In Apotheken erhalten Sie *Euphrasia-Augentropfen* als fertiges Arzneimittel. Achten Sie beim Kauf auf natürlich hergestellte Präparate, z. B. von WELEDA oder WALA, die frei sind von synthetischen Zusätzen oder chemischen Konservierungsmitteln.

Wenden Sie Augentropfen bei Ihrem Kind am besten körperwarm an, um die Schmerzen am Auge nicht noch zu verstärken.

Bitte beachten

Am Auge niemals Kamille verwenden! Zwar hat sie den Ruf, beruhigend zu wirken, am Auge wirkt sie jedoch austrocknend. Außerdem enthalten selbst hergestellte Kamillen-Extrakte oft Reste von Blütenpollen, die bei vielen Menschen zusätzlich allergische Reaktionen hervorrufen können.

Blasenentzündung

Wenn Ihr Kind plötzlich und ohne zunächst erkennbare Ursache hoch fiebert, sollten Sie an eine Blasen- oder auch Nierenentzündung denken. Ein sicheres Anzeichen für eine entzündete Harnblase sind die typischen Unterbauchschmerzen, ein Brennen beim oder nach dem Wasserlassen sowie vermehrter Harndrang. Die Schmerzen können auch in den Rücken oder die Leisten ausstrahlen.

Fast immer tritt die Entzündung als Folge einer Unterkühlung auf, z. B. durch nasse Windeln oder durch langes Sitzen in nasser Badehose. Mädchen erkranken wesentlich häufiger an Harnwegsinfekten. Die Krankheitserreger, meistens Bakterien, können wegen der kürzeren Harnröhre leichter und schneller in die Blase gelangen.

Allerdings kann eine Blasenentzündung, besonders bei Säuglingen und Kleinkindern, auch gänzlich ohne die charakteristischen Symptome verlaufen. Da die Diagnose schwer zu stellen ist und es bei einer Blasenentzündung als Folge immer auch zu einer Beteiligung der Nieren kommen kann, sollten Sie bei einem Verdacht einen Arzt aufsuchen.

Hausmittel

Halten Sie Ihr Kind jetzt besonders warm, am besten im kuscheligen Bett. Lassen Sie es viel Tee, Mineralwasser und Saft trinken. Dadurch werden Nieren und Blase gespült und die Bakterien so mit dem Urin ausgeschwemmt.

Hilfreiche *Tees bei einer Blasenentzündung* sind → *Ackerschachtelhalm-* (S. 142), → *Zinnkrauttee* (S. 145), eventuell zur Geschmacksverbesserung mit *Hagebuttenfrüchten* gemischt, → *Brennnesseltee* (S. 142) und → *Birkenblätter-Tee* (S. 142).

ACKERSCHACHTELHALM

Wissen Sie, warum der Ackerschachtelhalm auch Zinnkraut heißt? Der Volksmund kennt eine Vielzahl klangvoller Namen wie Jattenswans, Katzenwedel, Fuchszagel, Rattenschwanz, Kattstert, Pipenstal, Hollpiepen und Drunkelpfeifen, die sich auf die äußere Erscheinungsform des Schachtelhalmes beziehen.

Im Mittelalter wurden die getrockneten und stark kieselsäurehaltigen Sommertriebe des Ackerschachtelhalmes zum Polieren von Zinngeschirr genutzt. Durch die leichte Scheuerwirkung erhielt er auch den Namen Scheuergras, Reibwisch, Kannen- oder auch Zinnkraut.

Für Gärtner und Landwirte ist der Ackerschachtelhalm gewöhnlich ein lästiges Unkraut. Durch seinen oft meterlangen, tief unter der Erde liegenden und stark verzweigten Erdspross ist er nur sehr schwer zu beseitigen. Mit Vorliebe wächst er an Wegen, Bahndämmen, Ackerrainen und Wegen und mag feuchte, mit etwas Lehm durchmischte Sandböden.

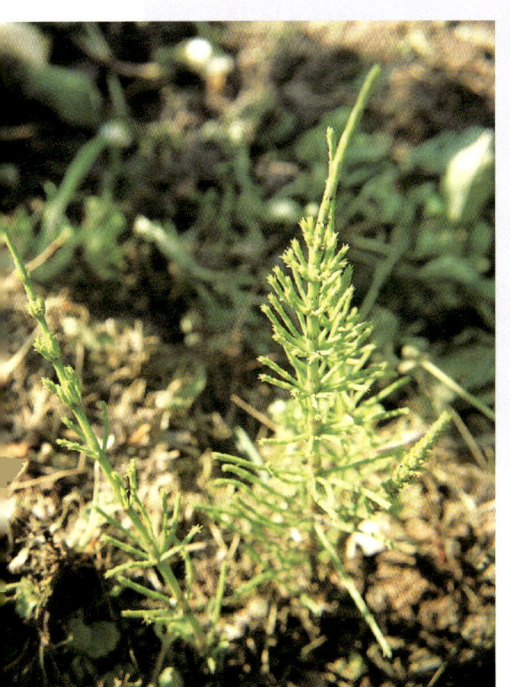

In der Pflanzenheilkunde wird der reife, silbrig-grüne Spross aufgrund seines hohen Gehaltes an mineralischen Bestandteilen wie Kieselsäure und Kalium-, Magnesium- und Aluminiumsalzen angewendet, und zwar überall dort, wo die Formkräfte im Organismus angesprochen werden sollen: Bei gestauten Wasseransammlungen wirkt er gestaltend und festigend. Zur begleitenden Therapie bei bakteriellen Harnwegsinfekten ist er deshalb gut geeignet.

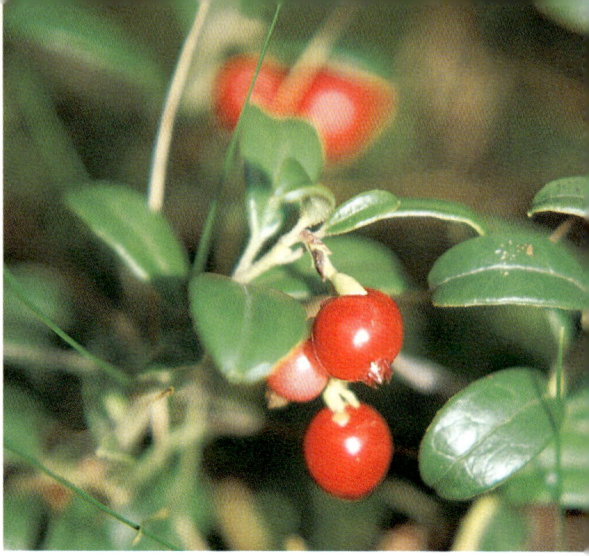

Ein → *Sitzbad* (S. 133) mit → *Kamillentee* (S. 143) lindert das Brennen beim Wasserlassen. Wenn Ihr Kind den Urin verhält, weil es so wehtut, lassen Sie es ausnahmsweise einmal in der warmen Wanne Pipi machen. Sie bereiten 1 l Tee mit 100 g Kamillenblüten zu, lassen diesen 10 Minuten ziehen und geben das Konzentrat zum Badewasser.

Reiben Sie hinterher den Blasenbereich 1–2 Minuten mit *warmem Johanniskrautöl* ein. Sanfte, halbmondförmige Striche über dem Schambein beruhigen und entspannen.

Windelkinder sollten jetzt häufiger gewickelt werden, damit sich nicht noch mehr Bakterien breit machen können.

Das hilft auch

Eine → *warme Ölkompresse* (S. 118) über der Blase mit *Oleum Eucalypti 10 %*, WELEDA, hat eine krampflösende, harntreibende und stark keimtötende Wirkung. Sie kann mit einer 2 %igen Verdünnung auch über Nacht angelegt bleiben.

Wenn Ihr Kind anfällig für Blasenentzündungen ist, können Sie ihm kurmäßig Preiselbeersaft oder -elixier zu trinken geben, z. B. WELEDA *Preiselbeerelixier*.

Das enthaltene Tannin und andere Gerbsäuren hemmen eine Ansiedlung von Bakterien im Bereich der Harnwege. Preiselbeersaft hat eine leicht abführende Wirkung.

Bitte beachten

Auch bei Kindern ist zur Vorbeugung eine regelmäßige Reinigung des Intimbereiches sehr wichtig. Wenn Sie Waschlappen dazu benutzen, verwenden Sie diese immer nur einmal und geben sie dann zur Wäsche.

Bringen Sie Ihrem Kind rechtzeitig bei, sich den Po richtig, von vorn nach hinten, abzuwischen.

Achten Sie darauf, dass Ihr Kind nicht auskühlt, besonders auf warme Hände und Füße. Mit Ihrer pubertierenden Tochter werden Sie vielleicht erst eine Weile diskutieren müssen, bevor sie sich für ein warmes Unterhemd statt des bauchfreien T-Shirts entscheidet ...

Bronchitis

Bei einer Entzündung der Bronchial-schleimhaut (→ Husten) besteht oft einige Tage lang mehr oder weniger hohes Fieber. Unterdrücken Sie dieses Fieber nicht durch Husten-blocker, Fieberzäpfchen oder Antibio-tika. Ein Kind, das ansonsten gesund ist, wird mit einer solchen Infektion selbst fertig und erwirbt sich auf diese Weise Schutz vor weiteren Ansteckungen.

Ihr Kind sollte Ruhe halten, viel trinken und leichte, vitaminreiche Kost zu sich nehmen. Säuglinge und kleine Kinder verschlucken bei schwe-ren Hustenattacken häufig Schleim, sodass sie sich erbrechen müssen. Eine vorübergehende Einschränkung von Milchprodukten entlastet den kleinen Organismus und verhindert zusätzliches Verschleimen.

Junge Triebspitzen der Fichte

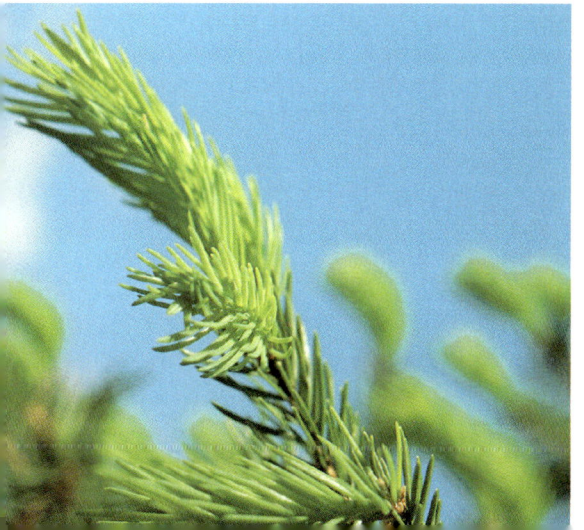

Hausmittel

Schleim- und krampflösend wirken → *temperierte Brustauflagen mit Quark* (S. 116). → *Warme Bienenwachsaufla-gen* (S. 119) sind beruhigend bei starkem Hustenreiz.

Das hilft auch

Geben Sie 1 – 2 Spritzer WELEDA *Fichtennadel-Bademilch* auf ein feuch-tes Tuch und hängen Sie es neben das Bett. Die Verdunstung des Fichten-nadel-Öls wirkt beruhigend und ent-spannend auf die Atmungsorgane.

Reiben Sie Brust und Rücken mit *Plantago Bronchialbalsam*, WALA, ein oder legen Sie eine → *warme Ölkom-presse* (S. 118) mit WELEDA *Bronchial-balsam Öl* auf die Brust Ihres Kindes. Schleimlösend und beruhigend wirkt auch WELEDA *Flechtenhonig*.

Bitte beachten

Eine akute Bronchitis sollte innerhalb von zwei Wochen komplikationslos abgeheilt sein. Geht es Ihrem Kind schlechter, hat es Schwierigkeiten beim Atmen oder treten dabei sogar pfeifende Geräusche auf, gehen Sie bitte sofort zu Ihrem Kinderarzt!

Durchfall

Gründe für eine Durchfallerkrankung sind meistens Virusinfekte oder Bakterien in verdorbenen Lebensmitteln. Diese heften sich an die Darmwand und setzen Giftstoffe frei. Der Organismus versucht, ebenso wie beim Erbrechen, diese so genannten Toxine möglichst schnell wieder loszuwerden. Ein Medikament, das den Darm sofort ruhig stellt, würde die Schutzfunktion also zunächst unterdrücken.

Durchfall geht fast immer mit Darmkrämpfen einher. Ihr Kind hat pro Tag mehr als drei wässrige oder breiige Stühle, Fieber und Erbrechen kommen dazu. Durch einen hohen Verlust von Flüssigkeit wird das Blut eingedickt. In der Folge kommt es zu einem Mineralstoffmangel, der vom kranken Organismus nicht mehr selbst ausgeglichen werden kann. Je jünger ein Kind ist, umso schneller führt dieser Flüssigkeitsverlust zu einer Austrocknung des Körpers.

Hausmittel

Bei Durchfall helfen Getränke, die viel Gerbstoffe enthalten und deshalb die Darmschleimhaut beruhigen: *schwacher schwarzer Tee,* → *Brombeerblät-*

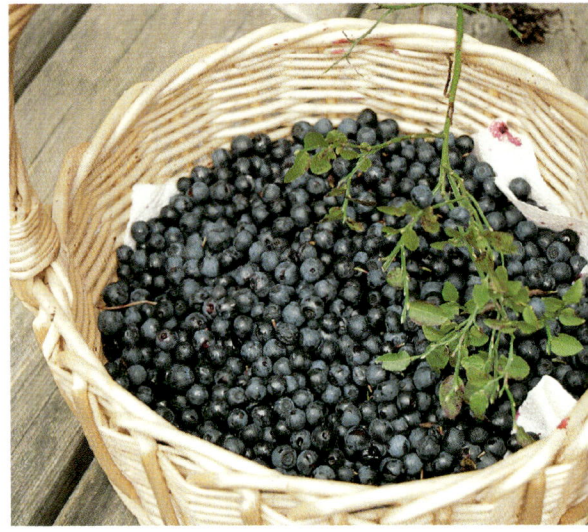

Reiche Heidelbeerernte

tertee (S. 142), → *Mäusekleetee* (S. 144) oder → *Heidelbeertee* (S. 143) oder warmer *Schlehensaft.*

Der Heidelberger Kinderarzt Ernst Moro setzte bereits vor rund hundert Jahren zur Behandlung von Durchfällen seine berühmte Karottensuppe ein. Jetzt ist sie zu späten Ehren gekommen. Wissenschaftler haben herausgefunden, dass diese Suppe, ebenso wie das Pektin geriebener Äpfel, durch bestimmte Kohlehydrate das Anhaften von Bakterien in der

Darmwand verhindert. Dazu muss die Suppe allerdings sehr lange gekocht werden, was zwar den Vitaminen nicht gefällt, aber das ist in diesem Fall ausnahmsweise einmal Nebensache.

Moro'sche Karottensuppe

Zutaten: 500 g geschälte Karotten

Zubereitung: Karotten mit 1 l Wasser 1–1 ½ Stunden einkochen und pürieren. Anschließend füllen Sie die reduzierte Menge wieder mit heißem Wasser auf 1 l auf und geben 1 gestrichenen TL Salz hinzu.

Dosierung: Die erste Portion sollte innerhalb der ersten 6 Stunden nach Auftreten des Durchfalls gegessen werden.

Bei sehr starkem Durchfall empfiehlt die Weltgesundheitsorganisation (WHO) folgende Lösung, um den Flüssigkeitsverlust auszugleichen:

Durchfalllösung

Zubereitung: Auf 1 l abgekochtes Trinkwasser geben Sie 1 TL Kochsalz (3,5 g Natriumchlorid), ¾ TL Backpulver (2,5 g Natriumbicarbonat), 2 pürierte Bananen oder 1 Tasse Orangensaft (1,5 g Kaliumchlorid), 4 EL Rohrzucker (20 g Glukose).

Dosierung: Über den Tag verteilt 1–1 ½ l in kleinen Portionen trinken.

Ein → *Darmeinlauf* (S. 132) reinigt die Darmwand, entlastet und beugt zu starken Flüssigkeitsverlusten vor. Über die Darmschleimhaut kann der Körper Flüssigkeit resorbieren und so den Kreislauf stabilisieren.

Das hilft auch

Giftstoffe im Darm werden gut durch Kohlepräparate gebunden, z. B. *Birkenkohle comp. Kapseln*, WELEDA. Bei akutem Durchfall mit gleichzeitigem Erbrechen hat sich die Einnahme von *Bolus alba comp. Pulver*, WALA, sehr bewährt.

Bitte beachten

Durchfall bei Säuglingen und Kleinkindern sollten Sie auf jeden Fall von einem Arzt behandeln lassen. Gehen Sie ebenfalls zum Arzt, wenn Ihr Kind schlapp wird und «verfällt».

Erbrechen

Erbrechen ist ebenso wie Übelkeit keine Erkrankung, sondern ein Symptom. Es ist ein wichtiger Schutzmechanismus unseres Körpers: Auf natürlichem Wege entledigt er sich so unverträglicher, belastender oder sogar giftiger Stoffe, bevor sie ihn ernstlich schädigen können.

Man spricht von Erbrechen, wenn mindestens ein Viertel der aufgenommenen Nahrung über die Speiseröhre wieder entleert wird. Bei Säuglingen und Kleinkindern bedeutet Spucken, dass die Menge von ein bis zwei Mund voll wieder herausläuft.

Die häufigsten Ursachen für das Erbrechen bei Kindern sind Infektionen des Verdauungstraktes und falsches Essverhalten, wie z. B. das typische «Kindergeburtstags-Phänomen». Erkältungen, Kinderkrankheiten, Nervosität und seelische Probleme können ebenfalls Übelkeit und Erbrechen auslösen.

Wenn Ihr Kind kein Fieber hat, der Bauch nicht krampft oder hart und gespannt ist, können Sie das Erbrechen symptomatisch behandeln.

Hausmittel

Bei Übelkeit hilft bei Kindern ab drei Jahren lauwarmer → *Ingwertee* (S. 143), den Sie mit wenig Honig oder Rohrzucker süßen können. Auch das Kauen eines Stückes unbehandelter *Zitronenschale* bringt oft Besserung.

Hat Ihr Kind bereits erbrochen, ist auf alle Fälle eine Nahrungspause angebracht. Geben Sie ihm stattdessen mehrfach täglich kleine Mengen → *Kamillen-* (S. 143) oder → *Fencheltee* (S. 142) zu trinken. Der Tee sollte nur schwach zubereitet und lauwarm getrunken werden. Hat das Kind stark oder häufiger erbrochen, fügen Sie dem Tee noch eine Prise *Salz* und eine Prise *Zucker* hinzu. Häufig wird bei Übelkeit und Erbrechen Pfefferminztee empfohlen. Unserer Erfahrung nach wird dieser Tee jedoch von vielen Kindern und magenempfindlichen Menschen wegen seines hohen Mentholgehaltes nicht gut vertragen.

Eine → *feucht-heiße Bauchauflage* (S. 111) mit Kamillentee (S. 143) wirkt entspannend und entkrampfend. Ihr Kind findet dann besser in den gesundenden Schlaf. Ein Zusatz von *Sauerklee-Essenz*, z. B. *Oxalis Essenz,*

Oxalis acetellosa – der Sauerklee

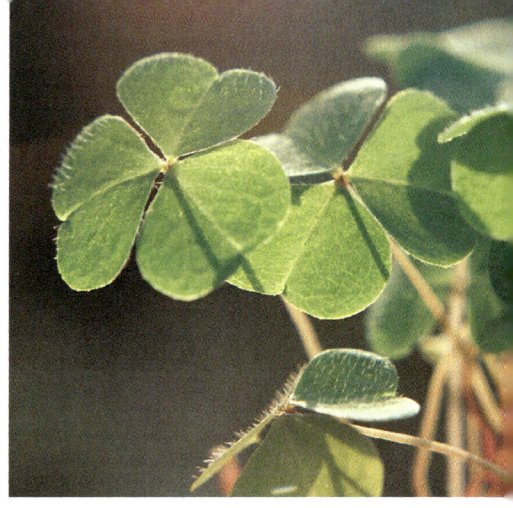

WELEDA, harmonisiert den Stoffwechsel und tut gut bei gleichzeitigem Bauchzwicken (s. → Bauchschmerzen). Ein Zusatz von → *Schafgarbentee* (S. 145) unterstützt die
Entgiftungsfunktion der Leber.

Spucken beim Baby

Speikinder – Gedeihkinder ... Die meisten Säuglinge spucken: Wenn
sie sich «überfuttert» haben, das Bäuerchen noch «klemmt», der
Bauch zwickt, sie Zähne oder einen Schnupfen bekommen oder sie zu
viel Aufregung hatten, weil alle lieben Verwandten sie zur Begutach-
tung auf den Schoß nehmen wollten. In Ruhe und im warmen Bettchen gibt sich das nach einer sanften *Baucheinreibung* mit einem
Melissenöl, z. B. *Oleum aethereum Melissae indicum*, WELEDA, meist
von ganz allein.

Anders sieht es aus, wenn Ihr Kind in den ersten Lebenswochen
oft und im Schwall erbricht, vielleicht sogar während des Trinkens.
In diesem Fall ist es möglich, dass der Muskel, der normalerweise den
Mageneingang verschließt, der so genannte Magenpförtner, nicht
richtig funktioniert. Die Behandlung dieser Erkrankung gehört in die
Hand des Arztes. Unterstützend können Sie Ihrem Kind beim Schlafen das Kopfteil der Matratze leicht erhöhen, damit der Mageninhalt
nicht ständig in die Speiseröhre schwappt.

Starkes Erbrechen ist bei Säuglingen unbedingt ernst zu nehmen,
weil sie sehr schnell austrocknen können. Diesen gefährlichen
Zustand erkennen Sie daran, dass die Knochenlücken im Schädel,
die Fontanellen, sich nach innen wölben und «einfallen». Gehen Sie
unbedingt sofort zum Arzt!

Das hilft auch

Gegen Übelkeit, besonders nach schwer verdaulichem Essen, haben sich auch Arzneimittel aus gelbem Enzian, z. B. *Gentiana comp.* Globuli, WALA, gut bewährt. Gegen eine besondere Form der Übelkeit, die Reisekrankheit, helfen sehr gut *Nausyn Tabletten*, WELEDA.

Bitte beachten

Bei unstillbarem Erbrechen, Blut- oder Gallebeimischungen, Benommenheit, Kreislaufstörungen, verminderter Hautspannung und starken Kopfschmerzen gehen Sie bitte unbedingt sofort zum Arzt.

Fieber

Das Symptom Fieber zeigt im Prinzip einen nützlichen, körpereigenen Heilungsvorgang an: Mit der Erhöhung der Körpertemperatur werden alle Stoffwechselvorgänge des Organismus auf Hochtouren gebracht. Das Immunsystem befindet sich in höchster Alarmbereitschaft und kann jetzt Krankheitserreger schnell bekämpfen. Auch unterstützt die hohe Temperatur die Abtötung von Bakterien, Viren und anderen Keimen, sie können sich nicht mehr so leicht vermehren.

Doch nicht nur im Krankheitsfall, auch bei starken seelischen Regungen tritt bei manchen Kindern aus heiterem Himmel Fieber auf: Einem außergewöhnlichen Ereignis fiebern sie im wahrsten Sinne des Wortes entgegen oder haben Lampenfieber. Dieses Fieber verschwindet meistens ebenso schnell wieder, wie es gekommen ist.

Unsere normale Körpertemperatur liegt zwischen 36,5° und 37° C. Bis 38° C spricht man von erhöhter Temperatur, über 38° C von Fieber. Temperaturen über 41° C sind lebensbedrohlich! Am zuverlässigsten messen Sie die Temperatur immer noch im Po, auch wenn das bei den kleinen Patienten nicht sehr beliebt ist. Bestreichen Sie die Spitze eines Digitalthermometers mit etwas Creme und messen Sie bei größeren Kindern 1–2 Minuten in Seitenlage mit leicht angezogenen Beinen, bei kleinen

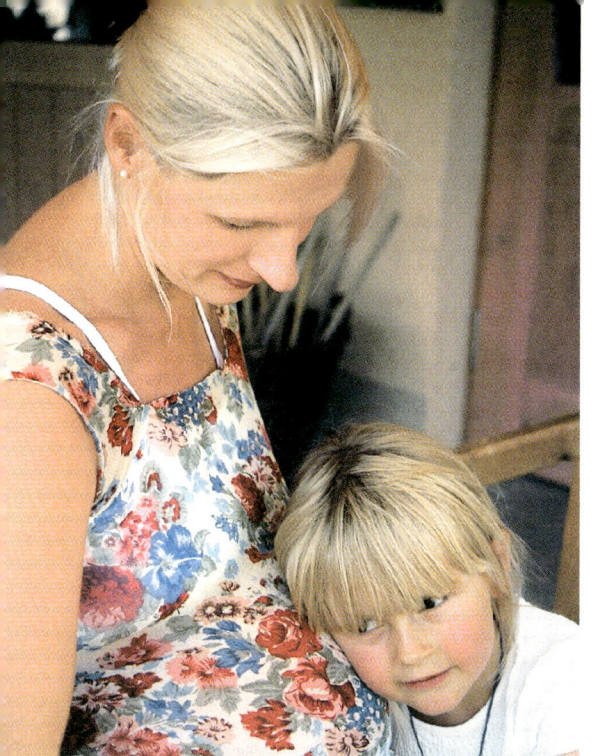

acht fieberhafte Entzündungserkran-
kungen im Jahr gar nicht selten. Seien
Sie dann nicht beunruhigt: Das junge
und noch unreife Immunsystem Ihres
Kindes übt und stärkt sich durch die
Auseinandersetzung mit den Infekten.

Unterdrücken Sie also das Fieber
nicht bei den ersten Anzeichen mit
einem Medikament! Allerdings ist es
notwendig, den Verlauf genau zu
beobachten und nach der Ursache zu
forschen. In zwei Dritteln aller Fälle
sind es Erkältungskrankheiten oder
andere Infektionen wie z. B. Blasen-,
Mandel- oder Mittelohrentzündun-
gen. Oft ist das Fieber auch ein
Vorbote einer anstehenden → Kinderkrankheit (S. 57).

Die meisten Kinder werden durch
Körpertemperaturen ab 39° C stark
belastet. Sie sind schlapp, möchten
nichts trinken und essen oder haben
sogar Schüttelfrost. Dann ist es
hilfreich, auf sanfte Mittel zur Fieber-
senkung zurückzugreifen.

Auch wenn Ihr Kind nicht
«schlappmacht», braucht es bei
Fieber Schonung und Ruhe. Es sollte
am besten im Bett bleiben und möglichst viel schlafen, weil es seine Kräfte ja zum Gesundwerden benötigt.

Relativ zum Erwachsenen haben
Kinder eine viel größere Körperober-

Kindern und Säuglingen in Rücken-
lage. Heben Sie hierbei mit einer
Hand die Füßchen an den Sprung-
gelenken in die Höhe, mit der anderen Hand führen Sie das Thermometer
in den After ein und stützen sich mit
Ringfinger und kleinem Finger leicht
am Po Ihres Kindes ab. Sollte sich Ihr
Kind während des Messens abrupt
bewegen, kann so das Thermometer
nicht die Darmwand verletzen.

Die gemessene Höhe des Fiebers
ist nicht gleichzusetzen mit der
Schwere der Erkrankung. Kinder
fiebern häufig und oft hoch, weil ihr
Abwehrsystem viele Umweltkeime
erst noch kennen lernen muss. Im
Vorschulalter sind deshalb sechs bis

fläche, über die sie bei Fieber verstärkt Flüssigkeit ausscheiden. Sie müssen deshalb viel ungesüßten Tee, stilles Mineralwasser mit Zitrone oder verdünnten Fruchtsaft trinken, um den Flüssigkeitsverlust wieder auszugleichen. Die Getränke sollten kühl, aber nicht kalt sein!

Manche Kinder neigen bei Fieber zu Erbrechen. In diesem Fall süßen Sie den Tee leicht. Geben Sie keine Milch.

Leichte, gut verdauliche Kost, z. B. Gemüsebrühe, Reisgerichte, Joghurt und Obst, entlastet den Organismus in seiner Verdauungstätigkeit. Wenn Ihr Kind gar keinen Appetit hat, braucht es auch nichts zu essen.

FIEBER BEIM BABY

Bei Babys ist die Ursache einer fieberhaften Erkrankung für Eltern nur sehr schwer einzuschätzen. Wir empfehlen Ihnen deshalb, bei einer Körpertemperatur über 38,5° C mit dem Baby einen Kinderarzt aufzusuchen.

In der Zwischenzeit führen Sie *kühle Unterarmabwaschungen* durch: Sie befeuchten einen Waschlappen mit körperwarmem Wasser und reiben zügig Babys Unterarme ab. Die Haut sollte nur feucht sein. Trocknen Sie die Ärmchen anschließend nicht ab, weil die Verdunstung des Wassers den kühlenden Effekt bewirkt. Wiederholen Sie die Waschung nach einer halben Stunde. Sie können stattdessen auch einen → *Pulswickel* (S. 45) anlegen. Achten Sie auf jeden Fall darauf, dass Ihr Baby gut und ausreichend trinkt.

Säuglinge und Kleinkinder reagieren auf den raschen Temperaturanstieg noch wesentlich empfindlicher, es kann zu so genannten Fieberkrämpfen kommen. Die Anzeichen sind: Muskelzuckungen an Armen und Beinen, Muskelkrämpfe, starker Speichelfluss und eventuell Erbrechen. Bei einer Atempause kann es auch sein, dass Ihr Kind blau anläuft und kurzzeitig bewusstlos wird. Meistens dauert ein Fieberkrampf nur wenige Sekunden, seltener ein paar Minuten, und hinterlässt in der Regel keine bleibenden Schäden. Sollte er jedoch länger andauern oder häufiger auftreten, rufen Sie bitte einen Notarzt.

Die Ansicht, dass ein Fieberkrampf eine epileptische Erkrankung auslösen könnte, gilt als überholt.

Hausmittel

Der Verlauf des Fiebers lässt sich in drei verschiedene Stadien einteilen, in denen unterschiedliche Mittel angewendet werden können.

1. Der Fieberanstieg

Ihr Kind hat eine warme Stirn, sein Kopf fühlt sich heiß an. Der übrige Körper, insbesondere Hände und Füße, sind aber noch kühl. Vielleicht fröstelt oder friert Ihr Kind sogar. Das hängt damit zusammen, dass die Körpertemperatur im Inneren nicht mit der Temperatur an der Körperoberfläche übereinstimmt. Der Organismus versucht dann, den Unterschied durch Zittern und Gänsehaut auszugleichen.

Unterstützen Sie den Wärmehaushalt und helfen Sie, die körpereigene Abwehr mit *warmer Kleidung,* einer → *Wärmflasche* (S. 28), → *Holundertee* (S. 143), → *Lindenblüten-Tee* (S. 144) oder *heißem Holunderbeerensaft* anzukurbeln. Eine Mischung aus Saft und Tee schmeckt Kindern gut.

2. Der Fieberstau

Die Wangen glühen, Kopf und Körper fühlen sich einheitlich heiß an. Ihr Kind atmet vielleicht etwas schneller, sein Puls ist beschleunigt, und es fühlt sich richtig krank. Jetzt möchte der Körper das Zuviel an Wärme abgeben.

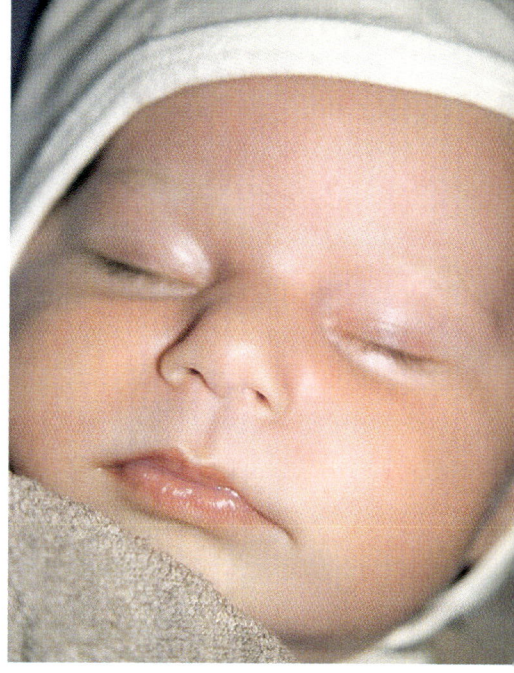

Schlaf ist die beste Medizin

Um die Temperatur zu senken, legen Sie *Pulswickel, Wadenwickel* oder eine → *kühlende Zitronen-Fußsohlenauflage* (S. 124) an.

Pulswickel

Bei: Fieber oder Kreislaufschwäche, Kopfschmerzen, unabhängig von der Körpertemperatur
Nicht bei: Kalten Händen und Füßen, Frösteln
Wirkung: Pulswickel entziehen dem Körper schonend Wärme, wirken fiebersenkend und kreislaufstärkend. Sie sind für jedes Alter geeignet; besonders aber für Säuglinge und Kinder, die Wadenwickel nicht tolerieren.

Material: 1 Schüssel mit lauwarmem Wasser, Temperatur 2° C – max. 5° C unter Körpertemperatur, Heftpflaster.

Für Säuglinge: Innentuch: 2 Streifen aus dünnem Baumwollstoff, z. B. alte Mullwindel, 1 1/2 cm x 15 cm Außentuch: 2 Streifen aus dickem Baumwollstoff, z. B. Frottee oder Molton, 2 cm x 15 cm

Für Kinder: Innentuch: 4 Streifen aus dünnem Baumwollstoff, 4 cm x 15 cm Außentuch: 4 Streifen aus dickem Baumwollstoff, 5 cm x 30 cm.

Ausführung: Sie tränken die Innentücher zur Hälfte in temperiertem Wasser und wringen sie aus. Beginnen Sie, mit dem feuchten Teil zuerst die Handgelenke straff (aber auf keinen Fall einschnürend) zu umwickeln.

Den trockenen Teil wickeln Sie einfach weiter und fahren so mit dem trockenen Außentuch fort. Ein Pflasterstreifen gibt den nötigen Halt.

Bei größeren Kindern umwickeln Sie auch die Fußgelenke.

Tipp: Anstelle der Außentücher eignen sich hervorragend Kindersocken mit abgeschnittenem Fußteil.

Dauer: Sie entfernen die Pulswickel nach etwa 10 Minuten und wiederholen das Ganze noch 2-mal. Nach 1/2 Stunde messen Sie Ihrem Kind die Temperatur. Wenn nötig, kann der Wickel nach 3 Stunden wiederholt werden.

Wadenwickel
(ab 6. Lebensmonat)

Bei: Fieber über 39° C, wenn das Allgemeinbefinden Ihres Kindes sehr beeinträchtigt ist. Eine korrekte Durchführung ist wichtig.

Nicht bei:

- Säuglingen bis zu einem halben Jahr. Hier empfiehlt sich die Anwendung eines *Pulswickels* (s. o.).
- Akuter Blasenentzündung!
- Kalten Händen oder Füßen! Sorgen Sie erst mit einer → *Wärmflasche* (S. 28), einem → *Fußbad* (S. 133) und / oder → *Holunder-Lindenblüten-Tee* (S. 77) für Wärme.

Wirkung: Sie senken auf schonende Weise langsam das Fieber und mildern Begleiterscheinungen wie Unbehagen, Unruhe, Kopfschmerzen und eventuelle Fieberphantasien. Die feucht-kühlen Wadenwickel entziehen dem Körper durch Verdunstung Wärme, die aus dem Kopfbereich und dem Körperzentrum über die Beine abgeleitet wird.

Um dem kleinen Patienten Entlastung zu bringen, reicht eine Senkung von 1–1/2° C meistens aus.

Hinweis: Setzen Sie Wadenwickel nicht unmittelbar nach Auftreten des Fiebers ein. Fieber ist eine natürliche und gesunde Abwehrreaktion des Körpers. Wir empfehlen, den Wadenwickel an beiden Beinen abwechselnd anzulegen, um den Kreislauf des Kindes nicht durch eine zu rasche Abkühlung zu belasten.

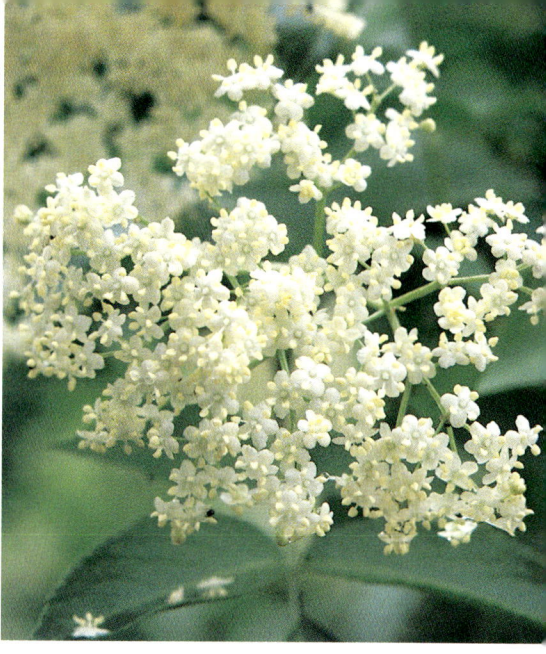

Zutaten: 1 Schüssel mit handwarmem
Wasser (Temperatur: 2–5° C niedriger
als die Körpertemperatur Ihres Kindes), 1 Innentuch aus Leinen, ersatz-
weise aus Baumwolle (Länge = Maß
vom Fußgelenk bis zur Kniekehle,
Breite = 1½ Beinumfang),
1 Außentuch aus saugfähigem Material (z. B. Molton oder Frottee),
1 Bettschutz (z. B. Bade- oder Woll-
tuch), 1 Fieberthermometer.
Zusätze: *Zitronensaft*, *Obstessig* oder
→ *Pfefferminztee* (S. 144) unterstützen
zusätzlich die Wärmeableitung und
können dem Wasser zugegeben werden.
Hinweis: Die Temperatur des Wassers
für den Wadenwickel sollte bei Kindern
nur 2°–5° C unter der Körpertemperatur
liegen. Zu kaltes Wasser könnte einen
Kälteschock verursachen.
Ausführung: Sie legen den Bettschutz
unter die Beine Ihres Kindes und tränken
das Innentuch. Es darf nicht zu sehr
ausgewrungen und nicht zu dicht abgedeckt werden, damit auf jeden Fall
Verdunstungskälte entstehen kann.
Sie umwickeln zuerst ein Bein vom Fuß-
bis zum Kniegelenk eng anliegend mit
dem feuchten Innentuch, anschließend
mit dem Außentuch.
Decken Sie Ihr Kind leicht zu. Legen Sie
eventuell die Bettdecke über das Fußende des Bettes, sodass eine Luftlücke

entsteht. Berücksichtigen Sie dabei das
individuelle Wärmebedürfnis Ihres
Kindes. Es kann bei Fieber durchaus
schwanken.
Nach fünf Minuten überprüfen Sie die
Temperatur des Innentuches.
Nehmen Sie den Wickel ab, wenn er
erwärmt oder nicht mehr ausreichend
feucht ist. Er darf auf keinen Fall trocken
werden. Waschen Sie das Innentuch vor
der nächsten Anwendung gründlich aus.
Nach zehn Minuten legen Sie den Wickel
am anderen Bein an. Nach zwei weiteren
Durchgängen legen Sie eine Wickel-
pause ein.
Etwa ½ Stunde nach dem letzten Wickel
messen Sie nochmals die Temperatur
Ihres Kindes. Sie sollte, um den Kreislauf
zu schonen, langsam sinken.
1–½° C weniger sind ausreichend.

Hinweis: Bedecken Sie den Wickel nicht mit Materialien aus Synthetik oder Plastik. Ein Wärmestau wäre die Folge.

Dauer: 1–1½ Stunden für die gesamte Anwendung

Tipp: Verwenden Sie statt des Innen- und Außentuches zwei Paar Strümpfe: Ein Paar Baumwollsocken Ihres Kindes, die Sie ihm nass anziehen, und ein Paar von Ihren Wollsocken zum Drüberziehen. Das ist einfacher und hält bei unruhigen Kindern besser.

Abschließend: Schläft Ihr Kind ein, während der Wickel aufliegt, spricht das für seine gute Wirkung. Sie sollten ihn dann vorsichtig abnehmen und den kleinen Patienten weiterschlafen lassen. Die benutzten Tücher geben Sie in die Wäsche.

Der Fieberabfall

Der Höhepunkt des Fiebers ist überschritten. Je nach Konstitution und Erkrankung kann es noch andauern oder schnell abfallen. Ihr Kind schwitzt und ist erschöpft. Eine → *Ganzkörperwaschung* (S. 131), wird jetzt gut tun, erfrischen und beleben. Wenn Sie Ihr Kind dabei nicht abtrocknen, wirkt sie ebenfalls fiebersenkend.

Das hilft auch

Eine medikamentöse Behandlung wird sich an der jeweiligen Ursache des Fiebers orientieren. Um im akuten Bedarfsfall Fieber zu senken, haben Zäpfchen eine schnelle Wirkung, z. B. *Chamomilla comp. Zäpfchen für Säuglinge und Kinder*, WELEDA, oder *Viburcol Zäpfchen*, HEEL.

Bitte beachten

Gehen Sie mit Ihrem Kind auf jeden Fall zum Arzt, wenn:

- sich sein Allgemeinzustand verschlechtert,
- Fieber über mehrere Tage andauert,
- Kopfschmerzen, Benommenheit oder ein steifer Nacken dazukommen,
- Ihr Kind einen Fieberkrampf hat,
- Ihr Kind über Bauchschmerzen klagt und der Unterschied zwischen der Temperatur im Darm und unter der Achsel über ein halbes Grad beträgt.

Halsschmerzen

Halsschmerzen können ein Symptom einer Erkältung sein oder auch eine Begleiterscheinung anderer bakterieller oder viraler Infektionen. Die Entzündung der Rachenschleimhaut oder der Rachenmandeln löst Brennen, Kratzen im Hals, Heiserkeit und Schmerzen beim Schlucken aus. Säuglinge und Kleinkinder haben oft starke Schluckbeschwerden und verweigern dann die Nahrung.

Bei einem Blick in den Rachenraum können Sie mit Hilfe einer Taschenlampe und eines Löffelstiels erkennen, ob die Schleimhäute rot und geschwollen sind. Bei bakteriellen Infektionen der Rachenmandeln finden sich dort häufig kleinere Eiterbeläge, die Lymphknoten im Halsbereich sind stark angeschwollen.

Hausmittel

Bei den ersten Anzeichen kann ein → *ansteigendes Fußbad* (S. 134) mit einem Zusatz von 1 EL *Salz* pro Liter Wasser oder ein → *Senfmehlfußbad* (S. 136) eine Entzündung häufig noch abwehren.

Wenn es allerdings im Hals schon kratzt und brennt, helfen → *heiße Halskompressen mit Zitrone* (S. 110) oder *Kartoffel* (S. 112).

Schluckbeschwerden werden gelindert durch → *kühle Halskompressen mit Zitronenscheiben* (S. 124) oder → *feucht-kühle Quarkkompressen* (S. 131).

Statt Quark können Sie auch *Heilerde* verwenden. Rühren Sie dazu ca. 5 TL LUVOS Heilerde äußerlich mit 1 EL Wasser an und verfahren Sie weiter wie angegeben.

Tipp: Sollten Sie sich nicht sicher sein, ob Sie Ihrem Kind einen kühlen oder einen warmen Wickel anlegen sollen, halten Sie zuvor eine Hand in kaltes und die andere Hand in warmes Wasser. Anschließend umfassen Sie mit beiden Händen leicht den Hals Ihres Kindes und fragen nach, was ihm angenehmer ist.

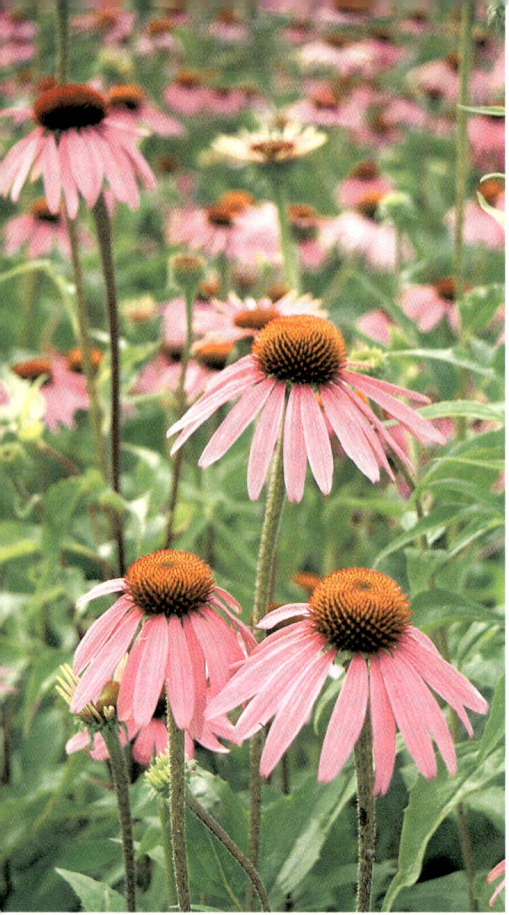

Echinacea purpurea –
der rote Sonnenhut

Das hilft auch

Bei starken Halsschmerzen und bei
Mandelentzündung haben sich →
heiße Halskompressen (S. 113) mit
Eukalyptuspaste, z. B. *Eucalyptus
comp. Paste*, WELEDA, bewährt.
Diese können über Nacht angelegt
bleiben und wirken stark antibakteriell. Zusätzlich können Sie Ihrem Kind
mehrfach täglich einen Sprühstoß
Echinacea comp. Essenz, WALA, in
den Rachenraum sprühen.

Schluckbeschwerden lassen
schnell nach mit *Tonsipret-Tabletten*
oder *-Tropfen*, BIONORICA. Schmerzhafte Schwellungen der Halslymph-
knoten lindert ein Salbenschal mit
Archangelica comp. Salbe, WELEDA.

Bei Halsweh lassen Sie Ihr Kind
gurgeln. Das wirkt schleimlösend,
desinfizierend und entzündungshemmend.

Gurgellösungen

Zutaten: 1 Glas lauwarmes Wasser,
je nach Vorliebe einen Zusatz von
entweder ½ TL *Kochsalz*, 1 TL *Zitronensaft*, 1 EL *Obstessig* oder 1 EL *Calendula-
Essenz*, WELEDA, oder 1 Glas → *Salbei-
oder Kamillentee* (S. 142 ff)
Durchführung: Mehrmals täglich
2 – 3 Minuten gurgeln

Bitte beachten

Gehen Sie mit Ihrem Kind zum Arzt,
wenn nach drei Tagen noch keine
Besserung eingetreten ist, Ihr Kind
unter Atemnot leidet, starke Ohrenschmerzen hinzukommen. Auch
wenn Ihr Kind Fieber und einen
kleinfleckigen roten Ausschlag
bekommt: In diesem Fall besteht
Verdacht auf → Scharlach.

Heuschnupfen

Als Heuschnupfen bezeichnet man eine allergische Reaktion der oberen Atemwege. Geschwollene Nasenschleimhäute, Fließschnupfen mit reichlich wässrigem Sekret, heftige Niesanfälle und rote, tränende, oft juckende Augen sind die Symptome. Die Bezeichnung Heuschnupfen ist allerdings nicht ganz korrekt, da die Beschwerden nicht allein durch den saisonalen Pollenflug der Gräser, sondern von verschiedenen → Allergenen ausgelöst werden können. Greift die Allergie auch auf die tieferen Atemwege über, spricht man vom so genannten Etagenwechsel. Es kann dann zum allergischen → Asthma kommen.

Hausmittel

Wie bei allen allergischen Erscheinungsformen ist auch beim Heuschnupfen die Anregung des Wärmeorganismus sinnvoll. Ausreichend warme Kleidung, regelmäßige Saunabesuche ab 3 Jahren und die Anwendung hochwertiger pflanzlicher Körperöle, z. B. WELEDA Calendula Babyöl ohne Zusatz ätherischer Öle, unterstützen eine Therapie ebenso wie viel Bewegung in der Natur.

Folgende Maßnahmen haben sich in der anthroposophischen Medizin bewährt, regelmäßig und im Wechsel angewandt, kräftigen sie den Organismus:

→ *Öldispersionsbäder* (S. 128) mit einem Zusatz von *Zitrusöl*,
→ *Fußbäder mit Senfmehl* (S. 136),
→ *Ganzkörperwaschungen* (S. 131) mit einem Zusatz vom *Saft einer unbehandelten Zitrone* oder *warmen Salzwassers*: 1 EL Salz auf 1 l körperwarmes Wasser. Das mehrmals tägliche Aufschnupfen von → *physiologischer Kochsalzlösung* (S. 79) lässt die Nasenschleimhäute abschwellen.

Zitrone unterstützt das Immunsystem

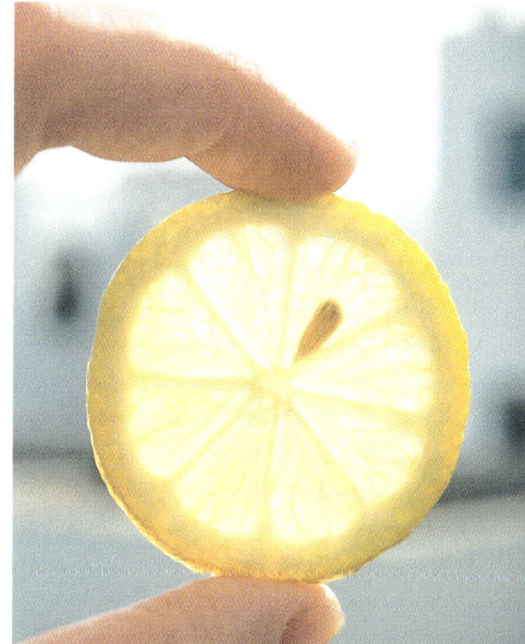

Das hilft auch

Die anthroposophisch erweiterte Medizin empfiehlt die regelmäßige und konsequente Therapie mit einem speziellen Arzneimittel aus Quitte und Zitrone: *Gencydo*® Ampullen, WELEDA. Das Mittel wird bei einer Pollenallergie bereits ca. 4–6 Wochen vor der Pollensaison eingesetzt und kann für Kinder auch in Inhalationsgeräten, z. B. PARI-BOY, vernebelt werden. Sprechen Sie mit Ihrem Arzt. Zusätzlich ist eine jährlich mehrfach durchgeführte Kur mit *Quittenelixir*, WALA, sinnvoll.

Husten

Husten tritt in allen Variationen und Ausprägungen auf: Von leichtem Hüsteln bis hin zu quälend-schmerzhaften Hustenattacken, vom Reizhusten bis hin zu starker Verschleimung mit Auswurf oder der Kinderkrankheit Keuchhusten.

Eigentlich ist das Husten ein schützender und sinnvoller Reflex, um die Atemwege von Fremdstoffen zu befreien und zu reinigen. So müssen wir beispielsweise automatisch husten, wenn wir uns verschluckt haben oder uns in staubiger Umgebung aufhalten.

Hinter dem also eher unspezifischen Symptom können sich unterschiedliche Erkrankungen verbergen. Die Hauptursachen eines akuten Hustens bei Kindern sind allerdings fast immer ansteckende Atemwegsinfekte. Schuld daran sind Erkältungsviren, die die Schleimhaut der Luftröhre und die Bronchien befallen. Aber auch allergische oder chronische Lungenerkrankungen wie → Asthma bronchiale oder Mukoviszidose, eingeatmete Fremdkörper, Reize durch Rauch (Zigaretten!) oder Duftstoffe lösen starkes Husten aus.

Hausmittel

Bei einem Husten ohne ungewöhnliche Atemgeräusche können Sie Ihr Kind erfolgreich mit einfachen Hausmitteln behandeln.

Dabei sollten Sie zwischen schleimlösenden und hustenreizdämpfenden Mitteln unterscheiden. Viele Hausmittel bewirken eine rasche Lösung von Schleim, der dann vermehrt ausgehustet wird. Der Husten Ihres Kindes kann deshalb zu Beginn der Therapie erst einmal stärker werden. Das braucht Sie nicht zu beunruhigen, aber aus diesem Grund sollten Sie sekretlösende Anwendungen am besten tagsüber durchführen.

Durch hustenreizlindernde Maßnahmen wird das Durchschlafen der kleinen Patienten unterstützt. Die förderlichste Zeit für diese Anwendungen ist also vor dem Zubettgehen.

Fangen Sie am besten sofort mit der Behandlung an, damit der Husten sich nicht festsetzen kann. Ein langärmeliges Unterhemd, idealerweise aus Wolle, hält den Brustkorb und die Schultern warm und hilft, die Erkältung zu besiegen.

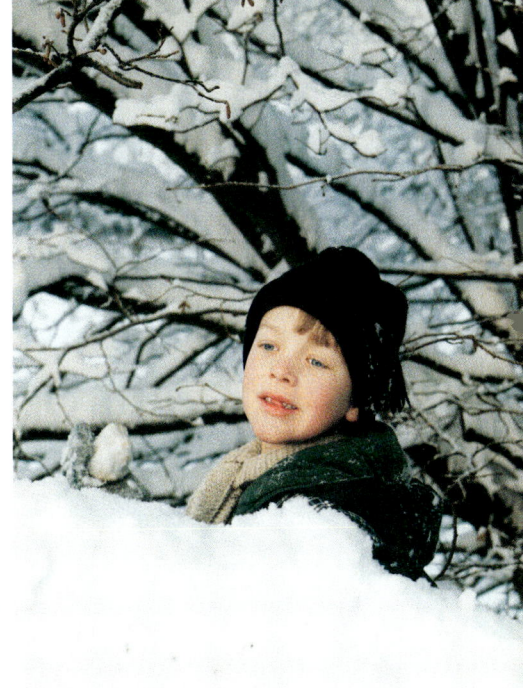

Bei Kälte droht Erkältung

HUSTEN BEIM BABY

Ihr Baby sollte jetzt viel trinken, damit der Schleim sich lösen kann. Wenn möglich, stillen Sie es häufiger oder bieten Sie → *Fencheltee* (S. 142) an. Geben Sie ihm noch keine speziellen Hustentee-Mischungen, da Säuglinge auf manche Pflanzenteile allergisch reagieren können. Achten Sie darauf, dass die Raumluft nicht zu trocken ist. Abhilfe schaffen feuchte Tücher, die Sie in der Nähe der Wiege oder des Bettchens aufhängen. Seien Sie bei Säuglingen zurückhaltend mit der Anwendung ätherischer Öle in Duftlampen oder Verneblern. Auch diese können unerwünschte allergische Reaktionen auslösen.

Sehr hilfreich, sanft und unkompliziert in der Anwendung ist eine → *Bienenwachsauflage* (S. 119), die auch über Nacht angelegt bleiben kann.

Rettichsirup,
ab 6 Monaten, schleimlösend

Zutaten: 1 kleiner schwarzer Rettich, brauner Kandiszucker, 1 Küchenreibe, 1 verschließbares Glas, 1 sauberes Geschirrtuch.

Zubereitung: Sie reiben den Rettich und füllen ihn zusammen mit derselben Menge Kandiszucker in ein sauberes Gefäß. Die Mischung lassen Sie 8–10 Stunden stehen, pressen dann den Saft durch das Geschirrtuch ab und stellen den aufgefangenen Sirup kühl und lichtgeschützt.

Dosierung: Kinder unter einem Jahr erhalten zweimal täglich 1 TL, größere Kindern bis zu 4-mal täglich 1 EL. Wenn der Sirup zu intensiv schmeckt, verdünnen Sie ihn mit etwas lauwarmem Tee oder Wasser.

Zwiebelhustensaft,
ab 1. Lebensjahr,
schleimlösend

Zutaten: 1 mittelgroße Zwiebel, 3–4 EL Honig, 150 ml → *Thymiantee* (S. 145), 1 verschließbares Glas

Zubereitung: Sie kochen die fein gehackte Zwiebel mit dem fertig zubereiteten Thymiantee ca. 30 Minuten ein. Nach dem Abkühlen geben Sie den Honig dazu und bewahren den Saft im Glas an einem kühlen, lichtgeschützten Ort auf.

Dosierung: 2- bis 5-mal täglich 1 TL.

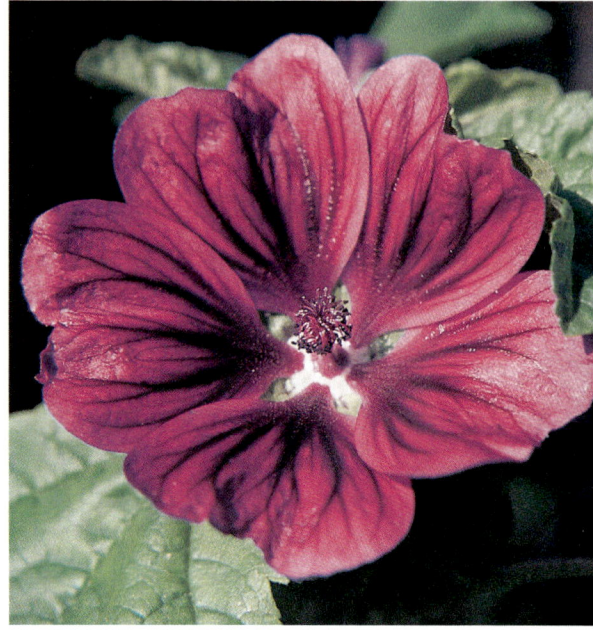

Malvenblüten

Husten-Teemischung,
ab 1. Lebensjahr,
beruhigend und lösend

Zutaten: 10 g Anisfrüchte, 20 g Huflattichblätter, 20 g Schlüsselblumenwurzel, 20 g Spitzwegerich, 30 g Malvenblüten für den Geschmack

Zubereitung: Sie überbrühen 1 TL der Mischung mit ¼ Liter kochendem Wasser und lassen den Tee 10 Minuten zugedeckt ziehen. Anschließend abseihen und etwas abkühlen lassen.

Dosierung: 3- bis 4-mal täglich eine Tasse. Geben Sie bei Bedarf etwas Zitronensaft und Honig hinzu.

Die größte Hilfe sind äußere
Anwendungen:

- *Ansteigende Fußbäder* (S. 134)
  bei beginnendem Husten.
- *Heiße Brustwickel* (S. 107) oder →
  Brustauflagen mit Thymiantee
  (S. 109) bei krampfartigem, fest-
  sitzendem Husten.
- *Heiße Zitronenwickel*, (S. 110)
  bei krampfartigem Husten mit
  leichtem Fieber.
- *Heiße Brustauflagen mit Kartoffel*
  (S. 112) bei trockenem, schmerz-
  haftem Husten zur Schleimlösung.
- *Ölkompressen* (S. 118) mit *Laven-
  del-* oder *Melissenöl* wirken
  beruhigend und entkrampfend.
- *Bienenwachsauflagen* (S. 119)
  lösen den Schleim und lindern den
  Hustenreiz.

Das hilft auch

Wenn der Husten feucht ist, Ihr Kind
aber schlecht abhusten kann, sollten
Sie ihm einen sekretfördernden Hus-
tensirup, z. B. WELEDA *Hustenelixier*
oder *Bronchipret Saft*, BIONORICA, in
den warmen Tee geben.

Ist der Husten eher trocken,
empfehlen wir hustenreizlindernde
Tropfen, z. B. *Spiritus contra Tussim
Tropfen*, WELEDA, in warmer Flüssigkeit verdünnt.

Bitte beachten

Dauert ein Husten trotz Behandlung
länger als zehn Tage oder hat Ihr Kind
gleichzeitig länger als zwei Tage
hohes Fieber, gehen Sie bitte zum
Arzt.

Insektenstiche

Insektenstiche sind normalerweise
harmlos und lassen sich mit einfachen Mitteln gut behandeln. Fast alle
Kinder sind nach einem Stich erst
einmal außer sich, schreien oder
weinen. Besonders nach einem
Bienen- oder Wespenstich ist der
Schreck oft zunächst größer als der
Schmerz. Versuchen Sie, beruhigend
auf Ihr Kind einzuwirken. Wenn der
Stachel noch steckt, entfernen Sie ihn
vorsichtig mit einer Pinzette. Je
schneller ein Stich behandelt wird,
desto geringer sind die Folgen.

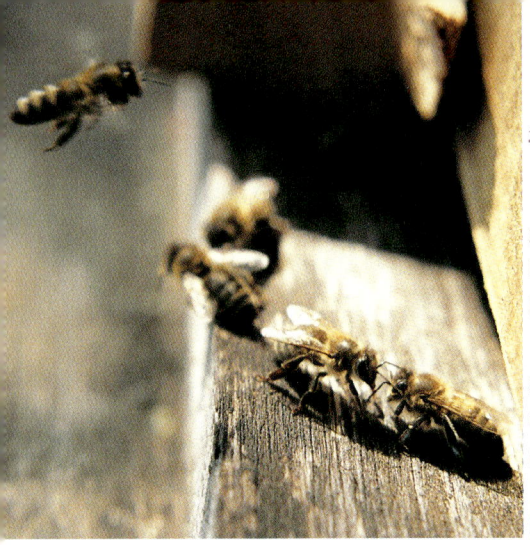

gewalzten *Weißkohlblatt*. Es hilft besonders dann, wenn der Stich sich leicht entzündet hat.

Wenn die Einstichstelle stark geschwollen ist, helfen gut → *kühle Quarkauflagen* (S. 121) oder *Auflagen mit* LUVOS *Heilerde äußerlich*.

Das hilft auch

Eine → *feucht-kühle Kompresse* (S. 123) mit *Combudoron Flüssig-keit*®, WELEDA, lindert Schmerzen und Brennen. Anschließend wiederholt dünn *Combudoron Gel*®, WELEDA, auftragen und antrocknen lassen.

Hausmittel

Gegen das Anschwellen und den Juckreiz helfen folgende Maßnahmen:

- Reiben Sie den Stich möglichst sofort mit dem *Saft einer frisch angeschnittenen Zwiebel* ein. Anschließend legen Sie eine frische, dicke Zwiebelscheibe auf und fixieren das Ganze mit einem Pflaster oder einer Mullbinde.
- Betupfen Sie die Stiche alle 2–5 Minuten mit *unverdünntem Obstessig, Zitronensaft* oder einer starken *Salzlösung*: 1 TL Salz auf 1 Glas kaltes Wasser.
- Zerdrücken oder zerreiben Sie ein frisches *Blatt von Spitzwegerich, Huflattich, Schafgarbe* oder *Salbei*, bis ein wenig Saft austritt, und legen Sie es auf den Stich auf.

Zwar weniger bekannt, aber hervorragend im Ergebnis, ist eine Wundauflage mit einem Stück frischen und

Bitte beachten

Gehen Sie sofort zum Arzt, wenn Ihr Kind in Zunge, Mund oder Rachen gestochen worden ist. Geben Sie ihm in der Zwischenzeit Eiswürfel zu lutschen und kühlen Sie den Hals äußerlich mit einer → *kühlen Quarkkompresse* (S. 121). Das Gewebe der gut durchbluteten Schleimhäute schwillt in diesen Körperbereichen sehr stark an. Die Schwellung kann die Atmung stark beeinträchtigen oder sogar einen lebensbedrohlichen Zustand hervorrufen. Auch bei allergischen Reaktionen, wie Rötung oder Quaddelbildung am gesamten Körper (→ *Allergie* S. 20) suchen Sie sofort einen Arzt auf.

Kinderkrankheiten

Für die so genannten Kinderkrankheiten wie für Infektionserkrankungen gilt gleichermaßen: Hat Ihr Kind eine solche Erkrankung überstanden, ist es einen wesentlichen Schritt in seiner körperlichen, seelischen und geistigen Entwicklung vorangekommen. Auf organischer Ebene wird das Immunsystem gefördert und gestärkt, auf der seelisch-geistigen Ebene bildet das Kind durch die Überwindung des Krankheitsprozesses seine eigene Persönlichkeit verstärkt aus.

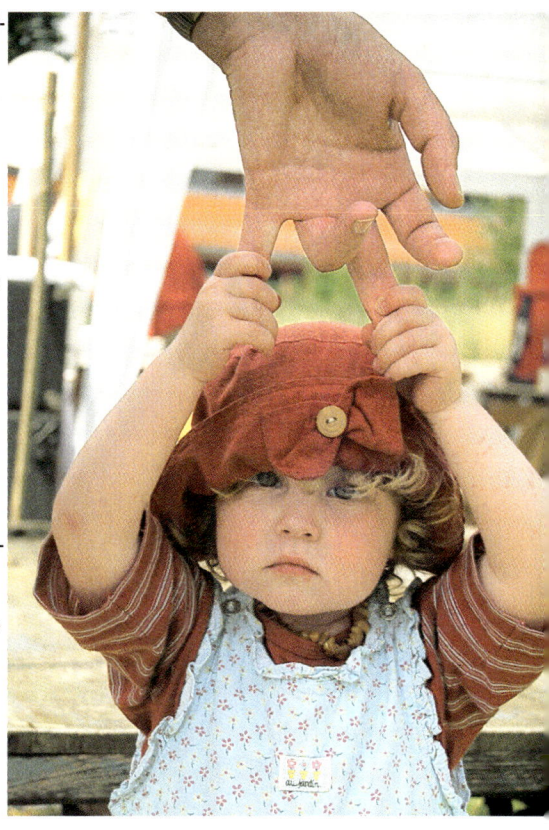

Häufig lässt sich nach überstandenen Kinderkrankheiten feststellen, dass Kinder, die zuvor unausstehlich, quengelig, nicht zufrieden zu stellen waren oder ständig am Rockzipfel hingen, plötzlich fröhlich, ausgeglichen, selbständiger und interessierter an ihrer Umwelt sind.

Sie sollten also Kinderkrankheiten nicht als gefährliches Übel betrachten, sondern auch als eine Chance für die Entwicklung Ihres Sprösslings.

Wir möchten Ihnen aus diesem Grund ans Herz legen, eine Entscheidung zur Impfung gegen Masern, Mumps, Windpocken & Co. individuell und überlegt zu treffen. Ein erfahrener Kinderarzt, der Sie und Ihr Kind kennt, wird Ihre Einstellungen und Werthaltungen zum Thema «Gesundheit» berücksichtigen. Er wird Sie, auch wenn Sie Ihr Kind nicht impfen lassen möchten, bei einer Kinderkrankheit kompetent und ohne moralischen Zeigefinger begleiten.

Die wichtigsten Kinderkrankheiten im Überblick

Bei Erkrankungen im Säuglingsalter, Unklarheiten, Ängsten oder starken
Beschwerden ziehen Sie immer einen Arzt zurate.

Krankheit	Inkubationszeit	Häufigste Symptome	Maßnahmen
Masern	10–14 Tage	Hohes Fieber, Augenentzündung, Husten, Schnupfen, roter Ausschlag, hinter den Ohren beginnend	Fieber nicht senken, Räume abdunkeln, keine Wickel, Ausschlag «blühen» lassen, viel zu trinken geben
Röteln	14–21 Tage	Drüsenschwellung am Hals, feinfleckiger Hautausschlag im Gesicht und an Brust und Bauch	Bettruhe einhalten. Erkrankung verläuft oft unerkannt. Bei Mädchen ab der Pubertät: Antikörpernachweis, ggf. Rötelnimpfung
Windpocken	14–21 Tage	Unregelmäßig verstreute flüssigkeitsgefüllte Bläschen, starker Juckreiz, selten Fieber	Juckreiz stillen: Abwaschungen mit → *Kamillentee* (S. 143), *Wecesin-Puder*, WELEDA, auf aufgekratzte Bläschen
Mumps	14–21 Tage	Geschwollene Ohrspeicheldrüsen, Kaubeschwerden, Fieber, selten Bauchschmerzen	Salbenschal mit *Archangelika comp. Salbe 10 %*, WELEDA, feucht-heiße Bauchauflage mit Kamille oder Schafgarbe (S. 111)
Keuchhusten	7–10 Tage	Ziehender Husten, Atemnot, Erbrechen, blau-rotes, angeschwollenes Gesicht	→ *Hustentee* (S. 54), flüssige Nahrung, Ruhe, Einreibungen zwischen den Schulterblättern mit *Cuprum metallicum 0,4 % Salbe*, WELEDA
Scharlach	2–4 Tage	Hohes, plötzlich auftretendes Fieber, flammend-roter Gaumen und Rachen, feinfleckiger «scharlachroter» Ausschlag an Bauch und Brust, später auch an den Extremitäten, ab ca. 3. Tag «Himbeerzunge»	Gurgeln mit → *Salbeitee* (S. 144) oder *Eukalyptus comp. Pulver*, WELEDA, eiweiß- und salzarme Kost

Kopfschmerzen

Die wichtigste Maßnahme bei Kopfschmerzen im Kindesalter ist
zunächst die Suche nach der Ursache.
Auslöser sind oft Erkältungskrankheiten, Zahn- oder Nasennebenhöh-
lenentzündungen sowie fiebrige
Infekte. Ebenso können Nahrungsmittelunverträglichkeiten stärkste
Kopfschmerzen hervorrufen. Auch
Haltungs- oder Sehfehler sind manchmal schuld daran. Bereits ab dem
Kindergartenalter können Kopfschmerzen Anzeichen einer Überlas-
tung oder seelischer Probleme sein.

Gehen Sie der möglichen Ursache
auf jeden Fall auf den Grund und
betäuben Sie den Kopfschmerz Ihres
Kindes nicht mit einem Schmerzmit-
tel. Bei migräneartigem, anhalten-
dem oder chronischem Kopfschmerz
wenden Sie sich an Ihren Arzt.

Hausmittel

Kinder vergessen oft über Schule,
Spiel und Freizeit das Trinken und
bekommen dann, bedingt durch den
Flüssigkeitsmangel, Kopfweh. Achten
Sie zur Vorbeugung darauf, dass Ihr
Kind reichlich und regelmäßig trinkt,
am besten Wasser oder ungesüßte
Getränke.

→ *Pulswickel* (S. 45) oder ein stoff-
wechselanregendes → *Fußbad*
(S. 135) mit einem Zusatz von *Senfmehl* oder *Rosmarin* können bei den
ersten Anzeichen das Schlimmste oft
noch verhindern.

Wenn Ihr Kind trotzdem Kopfschmerzen hat, ist *Bettruhe* in einem
abgedunkelten und gut gelüfteten
Raum eine erleichternde Sofortmaß-
nahme.

Keine Zeit zum Trinken!

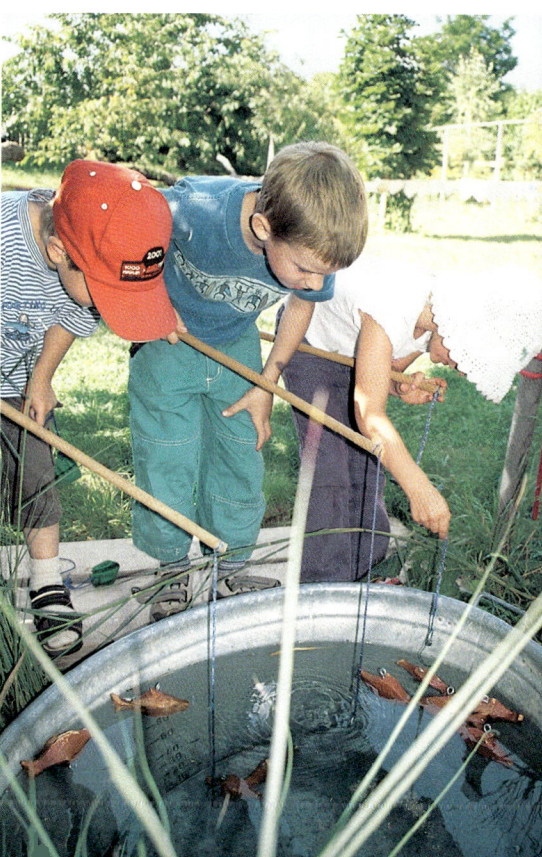

Hat Ihr Kind einen heißen Kopf mit Kopfschmerzen, z. B. nach zu viel Sonne, hilft eine → *kühle Brustauflage mit Quark* (S. 121). Kühlend und belebend wirkt auch eine Einreibung von Stirn, Schläfen und Nacken mit *verdünntem Pfefferminzöl*. Wenden Sie dieses Öl bei Kindern bitte niemals pur an, sondern geben Sie 2 Tropfen davon auf 1 EL Olivenöl. Achten Sie unbedingt darauf, dass nichts in die Augen gelangt. Vorsicht auch bei Allergikern und asthmakranken Kindern: Durch seinen hohen Mentholgehalt kann Pfefferminzöl unerwünschte Reaktionen an Haut und Atmung hervorrufen.

Als sehr hilfreiche Maßnahme bei Kopfschmerzen hat sich ein körperwarmer → *Darmeinlauf mit Kamillentee* (S. 132) erwiesen. Er sorgt für eine rasche Flüssigkeitszufuhr und entlastet den geschwächten Stoffwechsel. Durch die anthroposophisch erweiterte Medizin kennen wir den Zusammenhang von Kopfschmerzen und einer mangelnden Stoffwechseltätigkeit im Bereich der Verdauungsorgane. Gerade bei den durch Nahrungsmittelunverträglichkeiten hervorgerufenen Kopfschmerzen wird dieser Zusammenhang sehr offensichtlich.

Das hilft auch

Legen Sie *feucht-kühle Stirnkompressen mit Lavendel* auf, die den Schlaf fördern und beruhigen:

Sie tränken einen Waschlappen mit kühlem → *Lavendeltee* (S. 143) oder mit Wasser, dem Sie einen Spritzer *Lavendel-Bademilch*, z. B. WELEDA, zugegeben haben, drücken ihn leicht aus und legen ihn für ca. eine Viertelstunde auf die Stirn Ihres Kindes.

Bitte beachten

Für Kinder möchten wir Ihnen bei Kopfschmerzen eine Selbstmedikation nicht empfehlen. Die Ursache des Schmerzes könnte dadurch verschleiert werden und eine notwendige ärztliche Diagnosefindung erschweren.

Bei stärker werdenden oder anhaltenden Kopfschmerzen, Schwindelgefühlen, Sehstörungen, hohem Fieber und Erbrechen sowie bei auftretender Bewegungseinschränkung im Nacken suchen Sie bitte sofort einen Arzt auf.

Lippenbläschen

Für die so genannten Lippenbläschen ist ein Virus aus der Herpesgruppe verantwortlich, das durch Niesen, Husten oder auch Küssen übertragen werden kann. Meistens findet die Erstinfektion bereits im Kleinkindalter statt und wird gar nicht bemerkt. Das Virus verbleibt lebenslang im Organismus und kann später bei einer geschwächten Körperabwehr jederzeit wieder aktiv werden.

Auf der entzündeten Haut bilden sich gruppenweise angeordnete Bläschen, besonders an Lippen und Nase, auf der Mundschleimhaut und seltener auf der Augenbindehaut. Nach zwei bis drei Tagen trocknen die Bläschen ein und bekommen eine dicke Kruste. Die Flüssigkeit, die sich unter dieser Kruste ansammelt, ist noch immer ansteckend.

Ein schwaches Immunsystem ist meistens der Grund dafür, dass das Virus sich ausbreiten kann. Übergroße Anstrengungen, ein zu langer Aufenthalt in der Sonne, zu wenig Schlaf oder Vitaminmangel können ebenso Auslöser sein wie fieberhafte Erkrankungen oder Magen-Darm-Infekte. Auch die bevorstehende Menstruation kann bei pubertierenden Mädchen einen Lippenherpes zum «Blühen» bringen.

Hausmittel

Wegen seines hohen Vitamin-C-Gehaltes stärkt Zitronensaft die körpereigene Abwehr.

Heiße Zitrone
Zutaten: 150 ml warmes Wasser, 1 ungespritzte Zitrone, Bienenhonig
Zubereitung: Sie geben den Saft einer halben Zitrone zum Wasser. Das Wasser darf nicht kochend heiß sein, da sonst der Vitamingehalt des Zitronensaftes leidet. Mit 1–2 TL Honig süßen und sofort trinken.
Dosierung: 1- bis 2-mal täglich ein Glas

Auch *Zinnkrauttee* (S. 145), 1–2 Tassen täglich, wird zur Anregung des Immunsystems genutzt. Er hat durch seinen hohen Gehalt an Kieselsäure eine heilende Wirkung bei entzündlichen Prozessen der Haut und Schleimhaut.

Ein gutes Hausmittel zur Behandlung der Bläschen ist eine selbst zubereitete *Paste aus Vitamin-C-Pulver, Heilerde und Wasser*, die

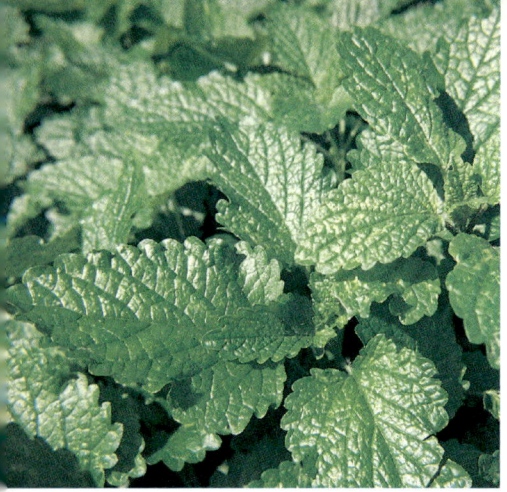
Frische Zitronenmelisse

manchmal das Bestreichen mit einer leicht gerbenden, myrrhehaltigen Zahnpasta den Ausbruch der Infektion verhindern, z. B. WELEDA *Ratanhia Zahnpasta*.

Ebenso wirkungsvoll wie die üblicherweise empfohlenen antiviralen Salben ist die zinkoxydhaltige *Lomaherpan Salbe*, LOMAPHARM, mit einem Wirkstoff aus natürlichem Melissenextrakt.

mehrfach täglich auf die betroffene Stelle aufgetragen wird.

Zusätzlich können Sie sich auch die beruhigenden und antibakteriellen Eigenschaften der *Zitronenmelisse* zunutze machen. Betupfen Sie, am besten mit einem Wattestäbchen, die Bläschen am Mund Ihres Kindes 3- bis 4-mal täglich mit reinem *ätherischem Melissenöl*.

Das hilft auch

Im sehr frühen Stadium, wenn es an der Lippe spannt und juckt, kann

Bitte beachten

Während der Erkrankung ist vermehrte Hygiene wichtig. Handtücher, Trinkgefäße, Bestecke, Zahnbürsten oder Lippenpflegestifte sollten mit niemandem geteilt werden. Versuchen Sie zu verhindern, dass Ihr Kind die Bläschen aufkratzt. Am besten ist es, sie möglichst überhaupt nicht zu berühren. Vorsicht beim Neugeborenen: Eltern, Geschwister, Angehörige mit einer akuten Herpes-simplex-Infektion dürfen Neugeborene nicht küssen!

Mundfäule

Bei etwa einem Prozent der Kinder im Alter zwischen ein und vier Jahren verursacht das Herpesvirus eine so

genannte Mundfäule. Das Kind ist matt und hat einen übel riechenden, süßlichen Mundgeruch. Oft kommen noch Fieber und Erbrechen hinzu. Innerhalb kürzester Zeit bilden sich auf der stark geröteten Mundschleimhaut graue, schmerzhafte Bläschen, die sehr schnell platzen und dann als Krater zu sehen sind. Da diese Bläschen (Aphten) sehr wehtun, möchten die Kinder nichts essen, und man muss sie immer wieder auffordern, wenigstens etwas zu trinken.

Hausmittel

Als Erste-Hilfe-Maßnahme oder Begleittherapie können Sie Ihrem Kind mehrmals täglich 1 TL *Honig* geben, den es langsam vom Löffel ablutschen kann. Auch *Mundspülungen mit* → *Salbeitee* (S. 144) können den Schmerz kurzfristig lindern.

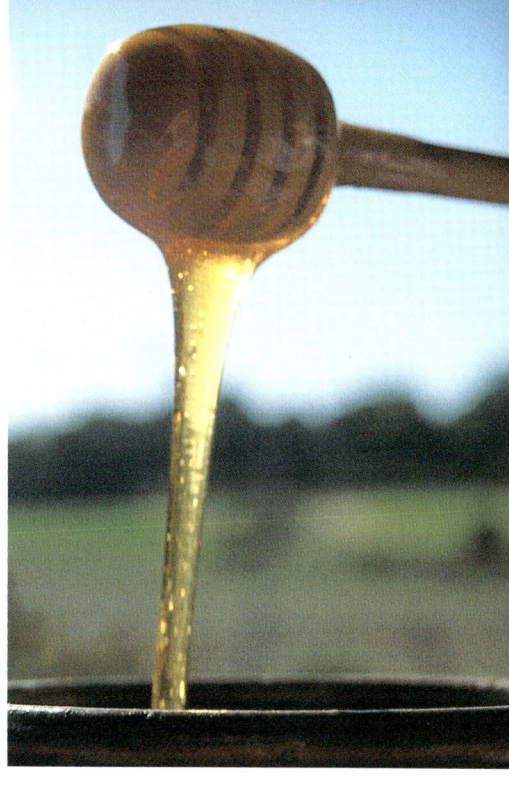

Honig – ein altbewährtes Heilmittel

HONIG

Ein offen stehendes Honigglas ist für kleine und große Leckermäulchen die reinste Verführung. Die goldgelben, zäh-klebrigen, süßen Tropfen versprechen höchsten Genuss.

Honig gibt es in den unterschiedlichsten Konsistenzen, Farb- und Geschmacksvarianten. Klima, Gestein und Bodenbeschaffenheit beeinflussen die Vegetation, die den Bienen ihre Erntemöglichkeiten bietet. Je nach «Weide» entstehen Hunderte von Sorten: Der emsigen Sammelleidenschaft der Bienen sind kaum Grenzen gesetzt.

In unermüdlichem Flug sammeln sie Nektar, Blütenpollen und Honigtau. Bereits im Bienenmagen beginnt die Verwandlung des Sammelgutes in die begehrte Süße. Durch körpereigene Enzyme verändert, mit natürlichen Aromen, Säuren und Mineralstoffen angereichert, wird die Mischung eingedickt und in Wachszellen im Bienenstock gelagert. 40 000 – 60 000 Flüge, das sind ca. 15 000 Bienen-Arbeitsstunden, sind für ein Kilo Honig notwendig.

Fossile Funde in baltischem Bernstein zeigen, dass Bienen schon vor etwa vierzig Millionen Jahren gelebt haben. Die ältesten Malereien von Honig sammelnden Menschen entdeckte man in einer Höhle nahe der spanischen Stadt Valencia. Man vermutet, dass sie vor ca. 9000 Jahren entstanden sind.

In den Hochkulturen hatte Honig eine große Bedeutung als Grab- und Opfergabe, als edles Schönheitsmittel und als kostbare Süße, da man Zucker noch nicht kannte. Auch als Zahlungsmittel wurde Honig genutzt. Für einen Topf Honig konnte man im alten Ägypten beispielsweise ein Rind oder einen Esel erstehen. Im Mittelalter wurden Honigdiebe nicht selten mit dem Tode bestraft.

Ebenso wusste man die heilende Wirkung zu schätzen: Schon der griechische Arzt Hippokrates verordnete Honig bei Fieber, Geschwüren und eiternden Wunden.

Heute sind die Heilqualitäten des Honigs wissenschaftlich erwiesen: Er wirkt unter anderem antibakteriell, entzündungshemmend und fördert die Wundheilung. Bisher wurden 24 verschiedene Zucker und über 180 isolierte Begleitstoffe wie Vitamine, Spurenelemente, Enzyme und Fermente nachgewiesen.

Naturbelassener Honig aus einer artgerechten Haltung der Bienenvölker hat die beste Qualität. Zur Schädlingsbekämpfung werden dabei z. B. keine rückstandsbildenden, synthetischen Medikamente eingesetzt.

Verunsicherung besteht immer wieder darüber, ob man Kleinkindern Honig verabreichen darf. In einzelnen Fällen fanden sich in industriell abgefülltem Honig Botulinum-Bakterien. Die Gifte dieser Bakterien können bei Säuglingen und Kleinkindern schwerwiegende Gesundheitsprobleme verursachen. Wir empfehlen Ihnen deshalb, Ihrem Kind erst nach dem ersten Lebensjahr Honig zu geben. Ab diesem Zeitpunkt kann das Bakterium dem Organismus nichts mehr anhaben.

Das hilft auch

Mundspülungen mit verdünntem
WELEDA *Ratanhia-Mundwasser*
desinfizieren und gerben die entzündete Schleimhaut leicht. Wenn Ihr
Kind das Mundspülen noch nicht
beherrscht, bepinseln Sie vorsichtig
die Bläschen mit der Lösung.

Bitte beachten

Der Heilungsprozess dauert in der
Regel ein bis zwei Wochen. Es kann
sein, dass Ihr Kind in dieser Zeit an
Körpergewicht verliert. Machen Sie
sich keine Sorgen, sobald die Bläschen abgeheilt sind, wird es einen
großen Appetit entwickeln. Bieten Sie
ihm während der Krankheit nicht zu
heiße Breie und Suppen an.

Neurodermitis

Eine Neurodermitis (auch atopische
Dermatitis, endogenes oder atopi-
sches Ekzem) ist eine nicht
ansteckende, chronische bzw. schub-
weise auftretende Hauterkrankung.
Sie gehört zu den allergischen Erkrankungen und beginnt zumeist mit
einer Hautrötung oder trockener
Haut. Betroffen ist vor allem die Haut
im Gesicht, am Hals, in Ellen- und
Leistenbeugen sowie in den Kniekehlen. Neben den äußeren Erscheinun-
gen wie Schwellung, Bläschenbildung, Rötung und trockener Haut mit
anschließender Schuppung geht
diese Erkrankung mit einem quälen-
den Juckreiz einher. Die Kinder
kratzen sich oft, bis es blutet, das

bringt zunächst Linderung. Sie sind
nervös, überaktiv und finden keine
Ruhe. Für Eltern ist diese Situation
meistens schwer zu ertragen und
begleitet von Ängsten und Ohn-
machtsgefühlen.

Bei zwei Dritteln aller betroffenen
Kinder beginnt die Neurodermitis
bereits im ersten Lebensjahr. Auslöser sind meist Reizstoffe aus der
unmittelbaren Umgebung, mit denen
sich der kindliche Organismus nicht
in der richtigen Art und Weise auseinander setzen kann. Der Grund dafür
ist aus der Sicht anthroposophischer
Kinder- und Hautärzte der noch
unreife und deshalb wenig stabile
Wärmeorganismus des kleinen

Kindes: Durch unsere Eigenwärme sind wir in der Lage, als eine eigenständige Persönlichkeit der Welt wach und bewusst zu begegnen. Unsere Haut bildet dabei die Grenze zwischen Innen und Außen.

Im Mutterleib und in der Stillzeit ist das Kind durch die mütterliche Wärme und Nähe geborgen, geschützt und umhüllt. Hört diese Versorgung auf, kann es seine Körpertemperatur noch nicht sofort eigenständig aufrechterhalten. Das muss der kindliche Organismus während des ersten Lebensjahres erst langsam lernen.

Eine sinnvolle Vorbeugung besteht deshalb in einer Anregung und Unterstützung des Wärmeorganismus. Säuglingsbekleidung aus Wolle oder Wolle / Seide, Einreibungen mit natürlichen Pflanzenölen sowie eine kindgemäße Umgebung und «warmherzige» Zuwendung wirken besonders beim Säugling stärkend und kräftigend auf das Immunsystem.

Die Behandlung des atopischen Ekzems ist meistens langwierig, weil viele unterschiedliche Faktoren eine Rolle spielen. Deshalb sollte sich die Therapie nicht allein auf die Behandlung der Haut beschränken, sondern beispielsweise das individuelle Lebensumfeld, Ernährung und Hygiene, die Familienkonstellation, Umweltfaktoren und vieles mehr berücksichtigen. Aus diesem Grund ist die Behandlung der Neurodermitis eine Domäne der ganzheitlichen Medizin geworden.

Zum Trost sei noch gesagt: Die Krankheitsverläufe werden mit

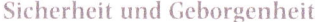

Sicherheit und Geborgenheit

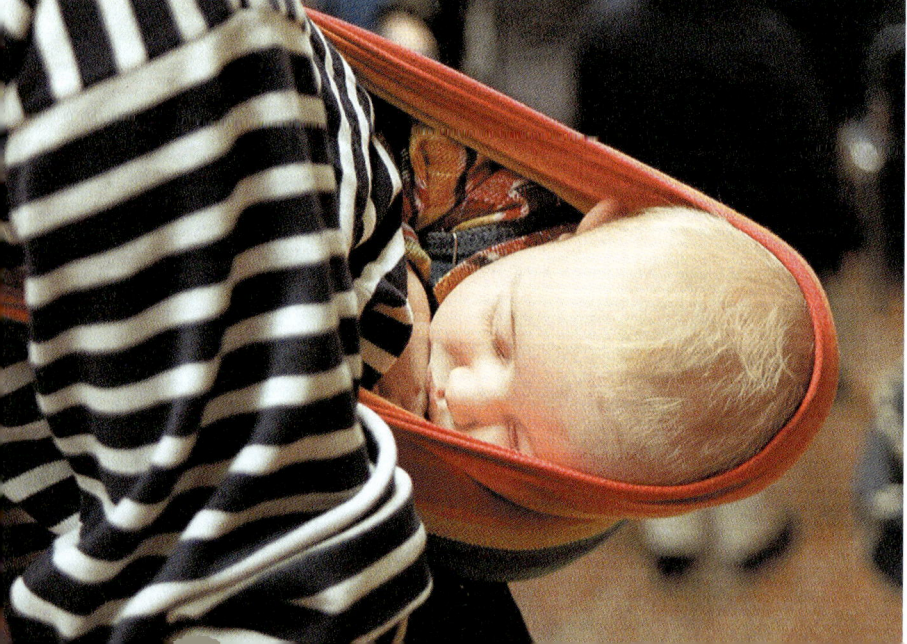

steigendem Lebensalter milder, und häufig verschwindet eine Neurodermitis bis zur Pubertät auch wieder.

Hausmittel

Da die Hautreaktionen bei einer Neurodermitis in zwei unterschiedlichen Phasen verlaufen, unterscheiden sich auch die Behandlungsmaßnahmen.

Nässende Ekzeme

Beim akuten Ekzem und nässenden Wundflächen verschlechtert sich der Zustand durch jede Form der Wärmezufuhr wie z. B. Bettwärme oder Wannenbäder.

Bei nässenden Ekzemen helfen deshalb vor allem → *feucht-kühle Kompressen* (S. 122)

- mit abgekühltem → *Stiefmütterchentee* (S. 123) bei nässendentzündlichem Ekzem,
- mit abgekühltem → *Eichenrindentee* (S. 123) bei nässend-juckendem Ekzem. Durch die leicht gerbenden Eigenschaften der Eichenrinde wirkt diese Kompresse entzündungshemmend, austrocknend und juckreizlindernd.
Vorsicht! Eichenrinde färbt. Falls Sie einmal keine Eichenrinde zur Hand haben sollten, nehmen Sie → *schwarzen Tee* (S. 123).

- Mit → *Zinnkrauttee* (S. 123) bei schlecht heilenden Wunden.
- Mit *Hamamelis-Essenz* (S. 123) bei entzündlicher Haut.

Bei großflächiger Ausprägung eines nässenden Ekzems schaffen *körperwarme Vollbäder* mit einem *Stiefmütterchen*-Zusatz Linderung.

Stiefmütterchen-Bad

Zutaten: 50 g Stiefmütterchenkraut
Zubereitung: Das Stiefmütterchenkraut mit 1 l kaltem Wasser übergießen, aufkochen, ½ Stunde zugedeckt ziehen lassen, abseihen und dem Badewasser zugeben.
Badetemperatur: 36 – 37° C, nicht heißer!
Badedauer: 5 – 10 Minuten

Trockene Ekzeme

Wesentlich häufiger findet sich bei der Neurodermitis das trockene, schuppige Ekzem.

Waschungen mit Essigwasser, 3 Teile Wasser, 1 Teil Obstessig, stabilisieren den geschwächten Säureschutzmantel der kranken Haut.

Anschließende *Einreibungen* der betroffenen Hautstellen mit einer Mischung aus *Leinöl, Borretschsamen- und Nachtkerzenöl* zu gleichen Teilen wirken rückfettend und durchwärmend. Gleichzeitig mildern sie den Juckreiz. Das Öl sollte nur sehr sparsam aufgetragen werden.

Bei großflächig schuppig-trockenem Ekzem helfen auch Vollbäder mit Weizenkleie:

Kleiebad

Nicht bei: bekannter Allergie gegen Weizen

Zutaten: 500 g Weizenkleie, 1 großer Topf, 1 Haarsieb

Zubereitung: Die Kleie langsam, aber zügig in 5 l kaltes Wasser einrühren, aufkochen und ½ Stunde sanft köcheln lassen. Anschließend ins vorbereitete Badewasser absieben und gut im Wasser verteilen.

Badetemperatur: 35–38° C

Badedauer: 5–10 Minuten

Wenn Sie den Badezusatz nicht selbst zubereiten möchten, können Sie auch auf Fertigprodukte zurückgreifen, z. B. TÖPFER *Kleiebad*. Allerdings enthalten diese Produkte manchmal ätherische Öle als Duftstoffe, die von der geschädigten Haut nicht immer toleriert werden.

Gut hilft auch ein selbst gerührter Badezusatz mit 1 l *Stutenmilch*, z. B. vom HOFGUT ODENWALD (s. Adressen S. 148) und 3–5 EL nativem *Olivenöl*. Damit sich Öl und Milch gut vermischen, verquirlen Sie beides mit einem Mixer.

Das hilft auch

Zur Pflege der hochsensiblen Haut verwenden Sie am besten Produkte, die ohne Zusatz ätherischer Öle und ohne synthetische Farb-, Duft- und Konservierungsstoffe hergestellt sind, z. B. LAVERA *Neutralserie*. Besonders geeignet zur täglichen Pflege ist *reines Mandelöl*, das unbedingt aus kontrolliert biologischem Anbau kommen sollte.

Bei starkem Juckreiz mit Bläschenbildung, so genannter Nesselsucht, hilft eine dünn aufgetragene Salbe aus Brennnessel, z. B. *Urtica dioica 10 % Salbe*, WELEDA.

Urtica dioica – die Brennnessel

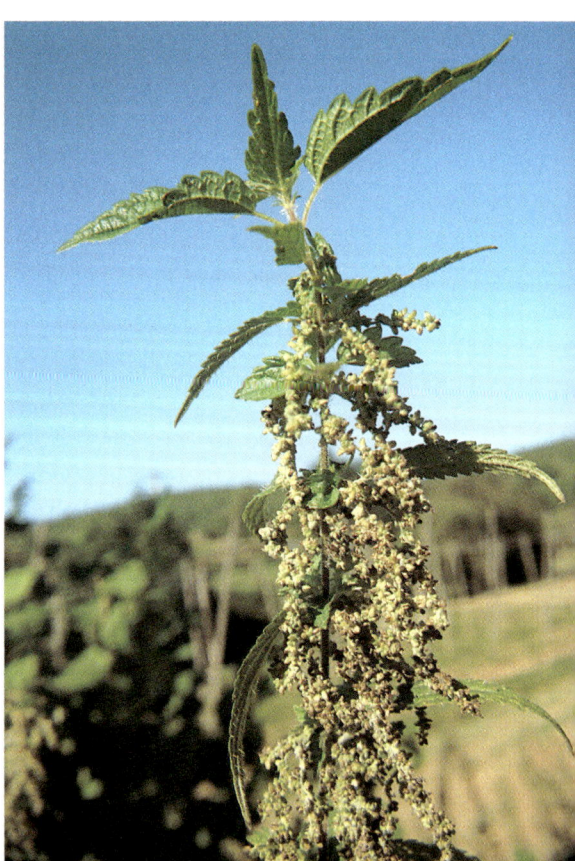

Bitte beachten

Es gibt zwar keine spezielle Neuro-dermitis-Diät, doch verbessert eine Ernährungsumstellung in vielen Fällen die Symptome. Vor allem das Weglassen von Fertig- und Halbfertig-produkten mit ihrer Vielzahl von Zusatzstoffen ist wichtig.

Generell ist eine konsequente Vollwerternährung empfehlenswert, die Ihr Kind optimal mit allen notwendigen Nährstoffen versorgt und das geschwächte Immunsystem stärkt.

Individuell unverträgliche Nahrungs-mittel müssen natürlich vom Speise-plan gestrichen werden. Lassen Sie sich bezüglich einer so genannten Weglass-Diät beraten (s. Adressen).

Auch ein Wechsel des Klimas bringt manchmal Erleichterung. Sprechen Sie mit Ihrem Arzt über eine Kur für Ihr Kind und sich selbst.

Bei der Pflege von Textilien sollten Sie möglichst auf neutrale Waschmit-tel zurückgreifen, um die Haut nicht zusätzlich zu belasten.

Ohrenschmerzen

Die akute Entzündung des Mittelohres ist eine der häufigsten Krankheiten in den ersten Lebensjahren. Durch die eustachische Röhre ist das Mittelohr mit der Mundhöhle verbunden. Bei Babys und Kleinkindern ist diese Röhre, auch Ohrtrompete genannt, noch relativ kurz. Bakterien aus dem Nasen-Rachen-Raum haben so nur einen kurzen Weg ins Innere des Ohres. Durch eine Infektion schwellen die Schleimhäute der Eustachischen Röhre an, verschließen das Mittelohr, und das im Ohr vorhandene Sekret staut sich. Auf diesem Nährboden können sich eingewanderte Bakterien gut vermehren.

Zumeist ist eine Belüftungs-störung des Ohres durch einen vorangegangenen Schnupfen oder eine Virusgrippe die Ursache für die Entzündung. Auch während des Zahnens kommt es durch die Schwellung vermehrt zu Ohrentzündungen.

Je nach Schwere der Infektion kann das sehr schmerzhaft sein: Schreckt Ihr Kind schreiend aus dem Schlaf oder weint sehr viel, hat es eventuell Fieber und möchte nichts essen / nicht gestillt werden?

Beobachten Sie es genau: Dreht es seinen Kopf unruhig hin und her? Möchte es nur auf einer Seite liegen? Oder fasst es sich häufig ans Ohr? Drücken Sie kurz auf seinen vorderen Ohrknorpel. Dreht es den Kopf weg, verzieht es schmerzhaft das Gesicht, können Sie sicher sein, dass eine Mittelohrentzündung vorliegt. Säuglinge fangen bei diesem einfachen Test an zu weinen.

Hausmittel

Als erste und wichtigste Maßnahme beseitigen Sie die gestörte Belüftung des Innenohres. Das geschieht am besten, indem Sie Ihrem Kind 4- bis 6-mal am Tag einige Tropfen → *physiologische Kochsalzlösung* (S. 79) mit einer Pipette in die Nase (Vorsicht: NICHT IN DAS OHR!) träufeln oder aus der Hand aufschnupfen lassen.

Eines der ältesten und hilfreichsten Hausmittel ist das

Zwiebelsäckchen

Bei: Ohrenschmerzen als Soforthilfe, Mittelohrentzündung
Nicht bei: Hautverletzungen im Auflagenbereich
Wirkung: stark schmerzstillend, abschwellend, entzündungshemmend
Zutaten: 1 kleine Zwiebel, 1 Messer und ein Schneidbrettchen, 1 Gaze oder 1 Stofftaschentuch oder Trikot-Schlauch-verband (tg-Fingerverband), Heftpflaster oder Bindfaden, 1 handgroßes Stück Heilwolle (s. Adressen) oder Baumwollwatte, 1 Wärmflasche und 1 Plastiktüte, Mütze, Stirnband oder Schal
Ausführung: Sie schälen die Zwiebel und schneiden sie klein. Verteilen Sie die Zwiebelstückchen so auf der Gaze oder dem Taschentuch, dass durch Einschlagen eine Rolle entsteht. Die Enden und die Seitennaht kleben Sie mit Heftpflaster zu, damit keine Stückchen herausfallen können.

- Einfacher geht es mit einem Stück Schlauchverband, das mit den geschnittenen Zwiebeln locker gefüllt und an den Enden zugebunden wird.
- Sie stecken das Zwiebelsäckchen in die Plastiktüte (die Wärmflasche würde sonst den Zwiebelgeruch dauerhaft annehmen) und erwärmen es zusammen mit der Heilwolle bzw. Watte auf der Wärmflasche. Oder Sie erwärmen beides auf einem umgedrehten Topfdeckel über Wasserdampf.
- Legen Sie nun das erwärmte Zwiebelsäckchen Ihrem Kind von der Schläfe aus um die gesamte Ohrmuschel herum. Der Knochenanteil hinter dem Ohr sollte unbedingt mit einbezogen werden. Decken Sie das Zwiebelsäckchen mit der warmen Heilwolle ab und befestigen Sie das Ganze mit einer gut sitzenden Mütze, einem Stirnband oder Schal. Wenn es für Ihr Kind

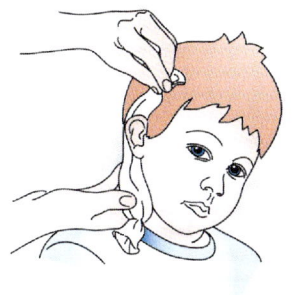 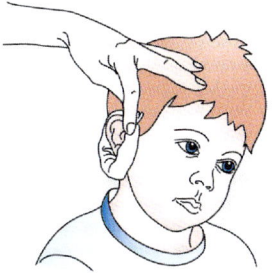 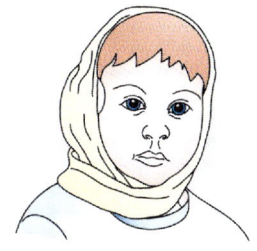

angenehm ist, kann es sich mit dem betroffenen Ohr auf eine flache, nicht zu heiße Wärmflasche legen.
Dauer: 30–60 Minuten, bei Bedarf 2- bis 3-mal täglich, mit anschließender Nachruhe

Tipp: Schlagen Sie die Heilwolle in ein Stück Baumwollstoff ein, sodass ein kleines Kissen entsteht. Es schützt empfindliche Kinderhaut vor kitzlig-kratziger Wolle und hält auch die Zwiebeldüfte zurück.

ZWIEBEL

Ein altes Kinderrätsel lautet: «Was ist das? Hat sieben Häut', brennt alle Leut'.» Für uns ist die Zwiebel seit unzähligen Generationen eine vertraute und allgegenwärtige Zutat in der Küche. Unsere Mütter, Groß- und Urgroßmütter wussten zudem noch sehr genau um die ausgezeichneten Heilqualitäten. Zahlreiche Zwiebelrezepte, von Zwiebelwein bis Zwiebelsocke, sind uns überliefert.

Als eine der ältesten Gewürzpflanzen, sie gehört zur Familie der Liliengewächse, ist die Zwiebel fast überall auf der Welt zu finden. Ihre Inhalts- und Wirkstoffe sind heute gründlich erforscht. Gut verpackt verbergen sich in den vielen Häuten und Schichten allerlei heilkräftige Substanzen wie schwefelhaltige ätherische Öle, Vitamine, Mineralsalze und Spurenelemente.

Beim Zerkleinern zeigt die Zwiebel, was sie kann: Die Anregung der Flüssigkeitsbildung und -ausscheidung wird uns nur allzu deutlich «vor Augen» geführt – sie beginnen zu tränen.

Hat sieben Häut',
brennt alle Leut' …

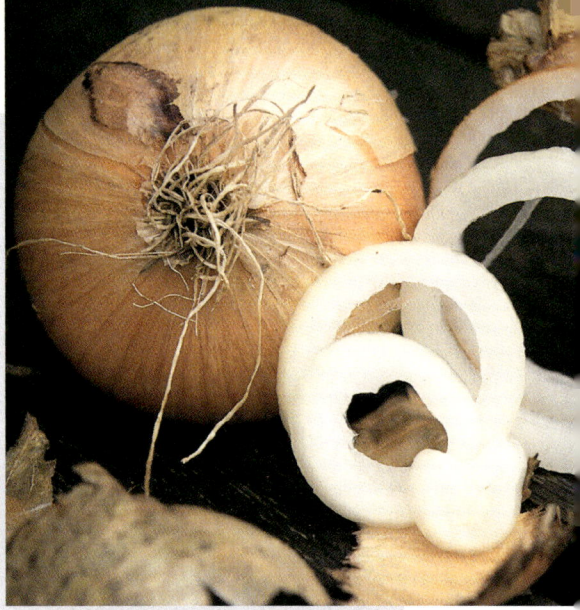

Die ätherischen Öle der Zwiebel
lösen und lindern Husten und
lassen Nasen- und Rachen-
schleimhäute abschwellen.
Innerlich verabreicht unterstützen
sie Magen und Darm bei ihrer
Verdauungstätigkeit. Sie rücken
Keimen, Pilzen und Viren zu Leibe
und sind zudem harntreibend,
blutdrucksenkend und herzstär-
kend.

Zwiebelsaft bindet Reiz- und Giftstoffe, weswegen → Insektenstiche (S. 55 f.) gut mit einer frisch aufgeschnittenen Zwiebel
behandelt werden können.

Auch mit einem warmen Kamillensäckchen lässt sich eine Linderung
erreichen.

Warmes Kamillensäckchen

Bei: Leichten Ohrenschmerzen, Mittel-
ohrentzündung
Auch bei: Nasennebenhöhlenentzün-
dung, Zahnschmerzen, Schlafstörungen
Nicht bei: Unverträglichkeit von
Kamillenblüten
Wirkung: Entzündungshemmend, ent-
krampfend, beruhigend, schmerzlindernd
Zutaten: Dünner Baumwollstoff,
ca. 30 x 30 cm, Heftpflaster, 1 Hand voll
Kamillenblüten, 2 Wärmflaschen,
Mütze, Stirnband oder Schal

Ausführung: Sie geben eine Hand voll
Kamillenblüten in die Mitte des Baum-
wollstoffes und schlagen ihn von unten
nach oben und von oben nach unten
überlappend ein. Auch die Seiten schlagen Sie zur Mitte hin ein. Das entstan-
dene handgroße Kissen kleben Sie mit
Heftpflasterstreifen zu. Erwärmen Sie
es zwischen den nicht zu heißen Wärmflaschen und kneten Sie es noch etwas
durch, damit sich die ätherischen Öle
gut entfalten können. Das warme
Säckchen wird auf das schmerzende
Ohr gelegt und mit Mütze, Stirnband
oder Schal befestigt. Ihr Kind kann es
auch als kleines Schlummerkissen
benutzen.

Dauer: Nach Belieben, auch über Nacht. Es kann verwendet werden, bis der Duft verflogen ist.

Vorsicht: Nicht zum Dauergebrauch geeignet, da es sonst zu einer erhöhten Reizbarkeit des Kindes führen kann.

Tipp: Bereiten Sie ein Kamillensäckchen für den Akutfall vor. So ist es jederzeit einsatzbereit. In einem fest verschlossenen Glas behält es circa ein Jahr seine Wirkung.

Eine geschälte *Knoblauchzehe*, die in die Ohrmuschel gelegt und mit einem hautfreundlichen Pflaster oder einem Stirnband für 3 – 6 Stunden fixiert wird, wirkt ebenfalls antibakteriell.

Das hilft auch

Verwenden Sie *Nasenbalsam mild*, WALA, der auch für Säuglinge geeignet ist, um die Nase frei zu halten. Bei Schmerzen haben sich *Aconitum comp. Ohrentropfen*, WALA, bewährt.

Bitte beachten

Manchmal findet sich auf dem Kopfkissen bräunlich-gelbliches Sekret, das auch mit Spuren von Blut vermischt sein kann. Das ist ein Hinweis auf eine eitrige Mittelohrentzündung. Suchen Sie unbedingt Ihren Kinderarzt auf.

Treten Ohrenentzündungen ständig auf, können auch Nasenpolypen oder vereiterte Rachenmandeln die Ursache sein.

Schlafstörungen

Der Rhythmus von Schlafen und Wachen hat für den Menschen elementare Bedeutung. Kinder brauchen für ihre Gesundheit, Entwicklung und Reife unbedingt einen erholsamen Schlaf.

Vieles verhindert einen ungestörten Schlaf: Albträume, Einschlafstörungen, Angst vor der Nacht, Schlafwandeln, Durchschlafstörungen. Die Gründe dafür sind so vielfältig, dass diesem Thema bereits ganze Bücher gewidmet sind (s. Literaturtipps S. 149).

Wenn Ihr Kind nicht schlafen kann oder es zu wenig schläft, überprüfen Sie mit einem Schlaf-Tagebuch zunächst das Ausmaß der Störung. Dazu notieren Sie mindestens zwei Wochen lang Schlaf- und Wachzeiten,

Auffälligkeiten und ergriffene Maßnahmen. Auf diese Weise können Sie auch den individuellen Schlafbedarf Ihres Kindes ermitteln.

Ihr Kind sollte auf jeden Fall am Morgen frisch und ausgeruht sein. Zeigt es bei einem gestörten Schlafverhalten tagsüber häufig Zeichen der Übermüdung, sollten Sie sich von einer Erziehungsberatungsstelle oder ärztlich beraten lassen.

Hausmittel

Eine wichtige und gute Einschlafhilfe ist Wärme. Das gilt ganz besonders für Kinder. Aktivieren Sie deshalb den Wärmeorganismus Ihres Kindes vor dem Schlafengehen. Hilfreich sind: → *kühle Fußbäder* (S. 133 ff.) mit Fichtennadel-Zusatz, z. B. WELEDA *Fichtennadel-Bademilch*. Sie regen den Organismus an, die Eigenwärme zu steigern. Nicht bei kalten Füssen: dann unbedingt → *ansteigende Fußbäder* (S. 133 ff.)!

→ *Warme Ölkompressen mit Lavendel* (S. 117 ff.) als Brustauflage erleichtern das Einschlafen bei Unruhe und Überreizung.

Auch das → w*arme Kamillensäckchen* (S. 72) und *warme Milchsocken* helfen in den Schlaf.

Warme Milchsocken

Sie tränken ein Paar dünne Baumwollsocken in warmer Milch, drücken Sie aus und ziehen Sie Ihrem Kind sofort an. Darüber kommt ein Paar dicke Wollsocken – und dann: husch, husch, ins Bett. Die Socken können bis zum nächsten Morgen an den Füßen bleiben, Sie können sie Ihrem Kind jedoch auch im Tiefschlaf ausziehen.

Ein beliebter Schlummertrunk ist die berühmte *warme Milch mit Honig*, anschließend das Zähneputzen nicht vergessen. Eine abendliche Tasse folgender Teemischung tut ebenso ihre Wirkung:

Schlaftee-Mischung

Zutaten: 40 g Lavendelblüten, 40 g Melissenblätter, 20 g Hopfenblüten
Zubereitung: Sie übergießen 1 TL der Mischung mit ¼ l kochendem Wasser, lassen den Tee 10 Minuten abgedeckt ziehen und seihen ihn ab.
Dosierung: eine Tasse vor dem Schlafengehen, bei Bedarf mit Honig süßen

Hopfen

Der wohl wichtigste Grund-
stoff für die Brauindustrie wird
in Deutschland nur noch in
wenigen Gebieten Bayerns
kultiviert. Er gedeiht nicht auf
jedem Boden, und Anbau,
Pflege, Ernte und Darre (so
nennt man den Trocknungs-
vorgang) sind aufwendig und
mit großer körperlicher Anstrengung verbunden.

Der Hopfen ist ein ca.
3 – 6 Meter hohes Schling-
gewächs, das zur Familie
der Hanfgewächse gehört.

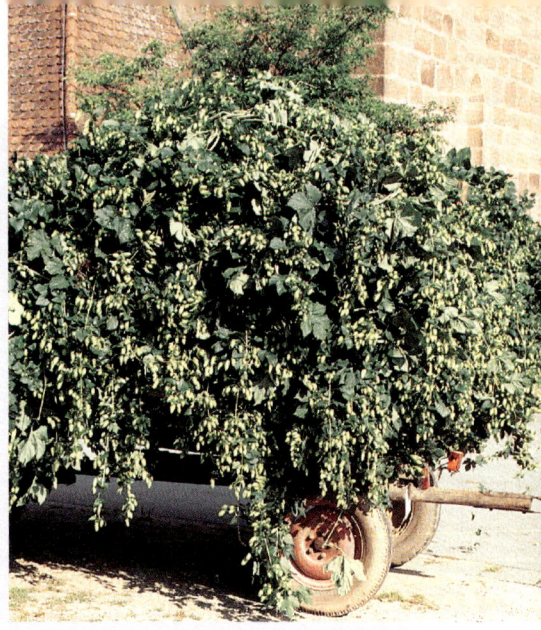

Hopfenernte

In feuchten Gebüschen, an Waldrändern und in Hecken trifft man
manchmal noch auf Wildformen. Sowohl zum Bierbrauen als auch
für die arzneiliche Nutzung verwendet man ausschließlich die
Hopfenzapfen der weiblichen Pflanzen. Ihre wichtigsten Inhaltsstoffe sitzen als grüngelbes, stark klebriges Pulver in den so genannten Lupulindrüsen. Durch seine Gerb- und Bitterstoffe wirkt Hopfen
harmonisierend auf die Verdauungs-
tätigkeit. Daneben hat er eine nachweislich beruhigende Wirkung
und ist deshalb eine wichtige Arzneipflanze bei nervöser Erregung,
bei Schlafstörungen und leichten Depressionen.

Das hilft auch

Einen erholsamen und entspannten
Schlaf unterstützen *Avena sativa
comp. Globuli*, WELEDA. Sie enthalten u. a. Wirkstoffe aus den vier
beruhigenden Heilpflanzen Hafer,
Hopfen, Passionsblume und Baldrian.

Sie helfen, den Tag-Nacht-Rhythmus
zu stabilisieren, und sind bei Schlafstörungen aufgrund von Erschöpfung,
Übermüdung, Kummer oder Reiz-
überflutung hilfreich.

Bewährt haben sich zur Anregung
des Wärmeorganismus auch Fußsoh-

len-Einreibungen mit *Cuprum metalli-cum 0,4 % Salbe*, WELEDA, vor der Nachtruhe.

Bitte beachten

Bei allen Formen von Schlafstörungen haben Rhythmus und Regelmäßigkeit eine heilende Bedeutung. Bringen Sie Ihr Kind möglichst immer zur gleichen Zeit zu Bett und schaffen Sie am Abend kleine Rituale. Zünden Sie eine Kerze an, singen oder beten Sie mit Ihrem Kind, erzählen Sie ein Märchen oder eine kleine Geschichte, die nicht zu aufregend ist. Wichtig ist, dass diese Handlung immer wiederkehrt: Das beruhigt und schafft eine wohlige Atmosphäre des Vertrauens und Beschütztseins.

Schicken Sie Ihr Kind unmittelbar vor dem Gute-Nacht-Ritual noch einmal zur Toilette. In vielen Fällen ist eine übervolle Harnblase der Grund nächtlicher Umtriebigkeit.

Das «Schäfchenzählen» als Hilfe zum Einschlafen kennen Sie bestimmt noch aus Ihrer eigenen Kindheit. Eine ähnlich schlaffördernde Stimmung schafft auch ein «Schäfchengedicht»:

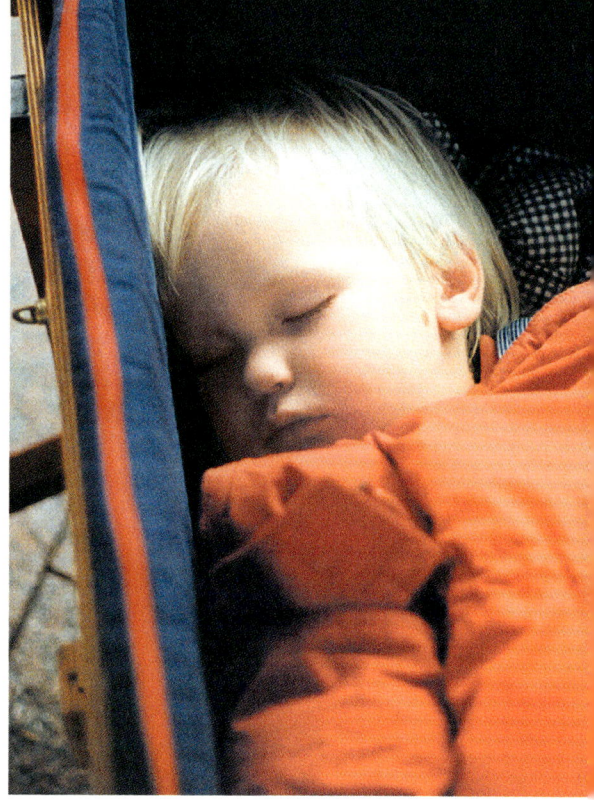

Übers Brücklein ziehn die Schafe,
Schritt für Schritt,
Schon halb im Schlafe,
Eins und zwei und drei und viere,
Fünf und sechs und sieben Tiere,
Immer neue, viele, viele,
Erst im Stall sind sie am Ziele,
Erst im Stalle ruhn die Schafe,
Und ich zähl sie, halb im Schlafe
…
Frag mich nicht mehr nach den Schafen,
Denn nun bin ich eingeschlafen …

Hedwig Diestel

Schnupfen

Schnupfen ist eine ansteckende, entzündliche Erkrankung der oberen Atemwege, die bei Kindern gehäuft nach einer Unterkühlung auftritt. Der alte Begriff «Erkältung» zeigt uns diesen Zusammenhang noch sehr deutlich.

Ihr Kind bekommt schlecht Luft durch die Nase und muss ständig niesen. Die Nase läuft, das Sekret ist erst wässrig-klar und wird dann meist schleimig-gelb. Es kann aber auch sein, dass die Nase völlig verstopft ist.

Wegen eines Schnupfens allein wird in den wenigsten Fällen ein Arztbesuch notwendig sein. Sie sollten Ihre kleine Rotznase jedoch rechtzeitig mit sanften Mitteln behandeln. Die Viren, die den Schnupfen verursachen, könnten sonst weiter auf das Bronchialsystem, die Neben- und Stirnhöhlen oder die Ohren übergreifen, → Ohrenschmerzen (S. 69).

Hausmittel

Beim ersten Anzeichen eines Schnupfens sollten Sie die körpereigene Abwehr Ihres Kindes sofort mit einem → *ansteigenden Fußbad* (S. 134) mit dem *Saft einer Zitrone* aktivieren. Das hilft auch, wenn die Nase bereits

verstopft ist. Eine anschließende *Einreibung* der Füße mit einem durchwärmenden Körperöl, z. B. WELEDA *Lavendel-Pflegeöl*, unterstützt den Wärmeorganismus zusätzlich.

Fröstelt Ihr Kind, kochen Sie ihm einen durchwärmenden Tee:

Holunder-Lindenblüten-Tee

Zutaten: 25 g Holunderblüten, 25 g Lindenblüten
Zubereitung: Sie überbrühen 1–2 TL der Mischung mit ¼ l kochendem Wasser und lassen den Tee 10 Minuten zugedeckt ziehen. Anschließend abseihen und etwas abkühlen lassen.
Dosierung: 3- bis 5-mal täglich 1 Tasse trinken. Geben Sie bei Bedarf etwas Zitronensaft und → *Honig* (S. 62) hinzu.

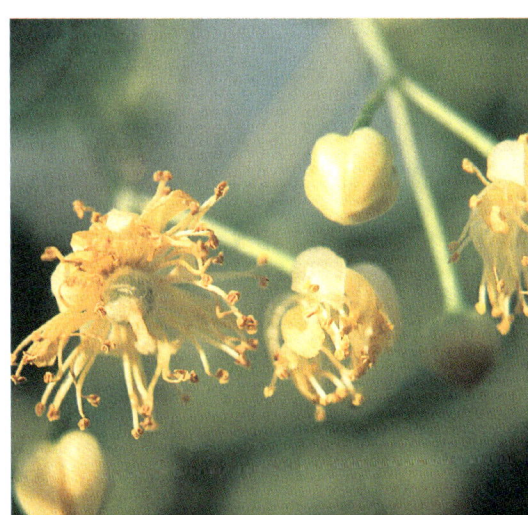
Duftende Lindenblüten

Schnupfen beim Baby

Ein Baby hat noch keine stabile Wärmeregulation. Vor allem über den Kopf, der im ersten Lebensjahr ein Fünftel der gesamten Körperoberfläche ausmacht, wird viel Wärme abgegeben. Sie können leicht Erkältungen vorbeugen, wenn Sie Ihrem Kind ein Seiden- oder Wollmützchen anziehen, auch in der Wohnung, und es so vor Wärmeverlust schützen.

Für Babys und Säuglinge bis zum ersten Lebensjahr ist ein Schnupfen besonders schlimm: Während des Trinkens bekommen sie durch die verstopfte Nase keine Luft. Auch der Schlaf der Kleinen ist dann fast immer gestört.

Als beste Medizin wirken hier die Abwehrstoffe aus der *Muttermilch*: Sie streichen vor jeder Stillmahlzeit etwas Milch aus Ihrer Brust auf einen Teelöffel aus und träufeln Ihrem Baby einige Tropfen in jedes Nasenloch. Dann ist die verstopfte Nase bald wieder frei.

Wenn Sie bereits abgestillt haben, können Sie auch zum Abschwellen der Nasenschleimhäute → *physiologische Kochsalzlösung* (S. 79) verwenden. Um Babys Nase anschließend von den aufgeweichten Borken und Schleim zu befreien, besorgen Sie sich einen speziellen Schleimabsauger für Säuglinge aus der Apotheke oder einer gut sortierten Drogerie. Mit einem *Zwiebelsöckchen*, das Sie über der Wiege aufhängen, können Sie das Abschwellen noch unterstützen.

Stellen Sie Ihr Kind warm eingemummelt im Kinderwagen an die frische Luft oder machen Sie einen ausgedehnten Spaziergang. Das mögen die Schnupfenviren nicht.

Wie bei allen Erkrankungen, die mit einer vermehrten Schleimbildung einhergehen, sollte Ihr Kind auch jetzt viel trinken.

Zwiebelsöckchen für Babys

Zutaten: 1 Söckchen aus Baumwolle, ½ Zwiebel, 1 Messer, 1 Brettchen, Bindfaden
Ausführung: Sie schneiden die Zwiebel klein, füllen sie in den Strumpf und binden ihn oben zu. Das Zwiebelsöckchen können Sie über der Wiege aufhängen, oder Sie legen es zu Ihrem Säugling ins Bett.

Physiologische Kochsalzlösung

Physiologisch bedeutet hier, dass der Salzgehalt der Lösung dem unserer Körperflüssigkeiten entspricht:

Zutaten: 9 g Kochsalz (ohne Jodzusatz, weil das in der Nase brennt), 1 l abgekochtes Wasser

Zubereitung: Sie lösen das Salz unter Rühren im abgekühlten Wasser auf und füllen 10 ml davon in ein Pipettenfläschchen (aus der Apotheke) ab. Ein Zusatz von 5 Tropfen WELEDA *Calendula-Essenz* auf 10 ml der fertigen Lösung wirkt bei Kindern ab dem ersten Lebensjahr zusätzlich entzündungshemmend. Den Rest der Kochsalzlösung können Sie gut für ein *Kopfdampfbad mit Kamille* (s. u.) weiterverwenden.

Dosierung: Mehrmals täglich 3 – 5 Tropfen in jedes Nasenloch einträufeln. Kinder ab vier Jahren können 5 – 10 Tropfen pro Nasenloch von ihrer Handfläche aufschnupfen, dabei das jeweils andere Nasenloch zuhalten.

Noch einfacher ist es, sich aus der Apotheke sterile Einzeldosis-Ampullen zu besorgen. Mit einer 10-ml-Ampulle kommen Sie gut einen Tag aus und müssen nicht jeden Tag aus hygienischen Gründen eine neue Lösung herstellen.

Wenn die Nase verstopft ist und nicht laufen will, kann die Durchblutung der oberen Luftwege gut durch ein *Kopfdampfbad mit Kamille* angeregt werden. Das hilft bei Entzündungen, löst den Schleim und mindert den Kopfdruck.

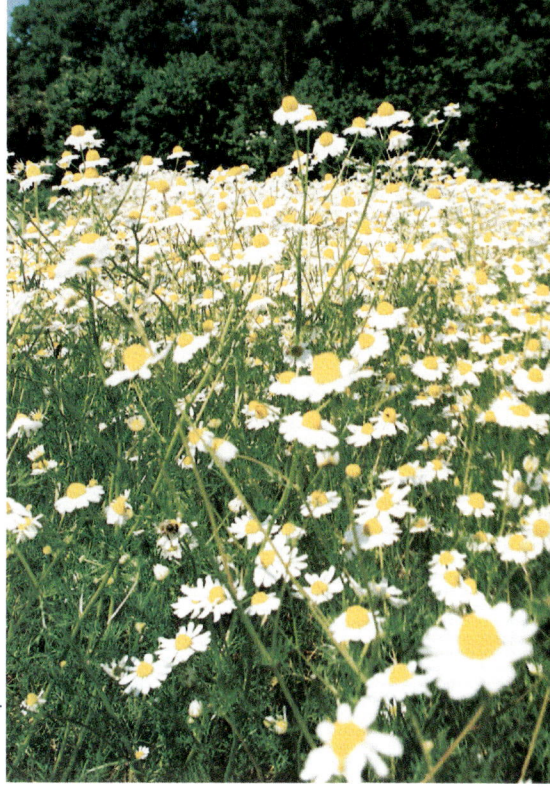

Kamillenfeld

Kopfdampfbad mit Kamille

Bei: Schnupfen, Stirn- und Nebenhöhlenentzündungen, Husten, Halsentzündung

Nicht bei: Säuglingen und Kleinkindern! Stellen Sie hier einfach einen Topf mit der dampfenden Flüssigkeit *für Ihr Kind unerreichbar* in die Nähe des Bettchens.

Wirkung: Durchblutungsfördernd, entzündungshemmend, schleimlösend und sekretionsfördernd.

Zutaten: 1 großer Topf oder 1 standfeste Schüssel, 2–3 EL Kamillenblüten, 1 l kochendes Wasser oder physiologische Kochsalzlösung, 1 großes Badetuch, 1 Mütze

Zubereitung: Die Kamillenblüten mit dem Wasser oder der heißen Kochsalzlösung übergießen und 5–10 Minuten ziehen lassen.

Durchführung: Mit dem Kopf unter dem Badetuch hält Ihr Kind sein Gesicht gut über das dampfende Gefäß. Der Dampf wird so heiß wie möglich in tiefen Zügen durch die Nase ein und durch den Mund ausgeatmet. Sie können Ihren Patienten in dieser Zeit auch auf dem Schoß halten oder – bei Bedarf – Ihren Kopf mit unter das Tuch stecken und ebenfalls inhalieren.

Dauer: 5–10 Minuten, danach bleibt Ihr Kind unbedingt noch für mindestens 1 Stunde im Raum. Die Mütze hält dabei seinen Kopf warm.

Das hilft auch

Bei trockenen Nasenschleimhäuten hilft am besten ein mildes Nasenöl, z. B. WELEDA *Nasenöl*, das abschwellend und zugleich pflegend wirkt.

Sinupret Tropfen oder *Dragees*, BIONORICA, verflüssigen das zähe Sekret und lindern die Entzündung.

Ab dem Schulkindalter haben sich bei einem festsitzenden Schnupfen auch Einreibungen auf Stirn- und Nebenhöhlen mit Meerrettich-Salbe, z. B. *Cochlearia amoracia 10 % Salbe*, WELEDA, bewährt.

Bitte beachten

Sehr wichtig ist das richtige Naseputzen: Ein Nasenloch wird zugehalten und durch das andere kräftig geschnäuzt. So wird das Sekret nicht in die Nasennebenhöhlen «gedrückt» und kann dort keine Entzündung verursachen.

Wenden Sie Nasentropfen oder -sprays, wenn überhaupt, nur kurzfristig an. Sie trocknen bei längerem Gebrauch die empfindliche Nasenschleimhaut aus, die Durchblutung wird vermindert. Befeuchtung und Reinigung als Aufgabe der Schleimhäute sind dann beeinträchtigt.

Bei einem angegriffenen Immunsystem kann sich ein Schnupfen auf die unteren Atemwege sowie die Nasennebenhöhlen oder Ohren auswirken. Bei starken Kopfschmerzen oder hohem Fieber gehen Sie deshalb bitte zum Arzt.

Soor

Soor nennt man eine Infektion der Haut oder der Schleimhaut mit dem Hefepilz Candida albicans. Bei Säuglingen und kleinen Kindern siedelt er sich bevorzugt in der Mundhöhle an und wandert dann durch den Darmtrakt bis zur Windelregion.

Ein Soor im Windelbereich ist oft die Folge einer → Windeldermatitis (S. 91). Auf der geschädigten Haut kann sich ein Pilz noch rascher als sonst ausbreiten. Rote Pusteln, nässende Bläschen und ein weißlicher Belag auf manchmal offenen, blutenden Wunden sind Anzeichen einer Pilzinfektion. In schweren Fällen fließen die punktförmigen Pusteln zusammen und breiten sich vom Unterbauch, um das Genitale, in den Leisten bis zur Oberschenkelinnenseite aus. Das Wundgebiet ist an seinen Rändern meist schuppig.

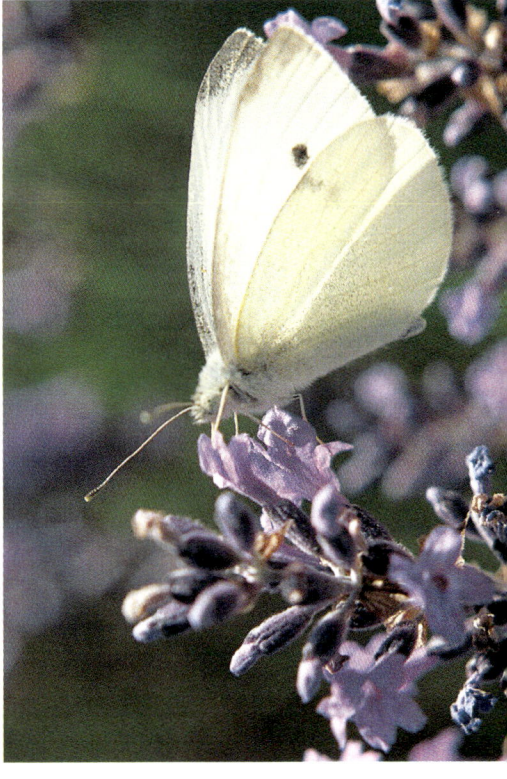

Wohlriechender Lavendel

Hausmittel

Gegen den Pilzbefall im Windelbereich hilft 2-mal am Tag ein zehnminütiges → Sitzbad (S. 133) mit einem Zusatz von → Eichenrindentee (S. 142).

Anschließend föhnen Sie den Po trocken. Achten Sie besonders bei Jungen auf den Urinstrahl. Er darf wegen der Gefahr eines Stromschlages auf keinen Fall mit dem Föhn in Berührung kommen!

Tragen Sie bei jedem Wickeln eine zweiprozentige Ölmischung aus reinem Mandelöl und ätherischem Lavendel- oder Calendulaöl auf. Pilze mögen die geballte Sonnenkraft ätherischer Öle nicht. Erfahrungsgemäß verschwindet ein Pilz mit diesen Maßnahmen wieder. Es dauert zwar etwas länger als mit einem Pilzmittel, hat aber den Vorteil, dass die körpereigene Abwehr sich selbst mit dem Erreger auseinander setzt. Rückfälle sind dann seltener.

Das hilft auch

Wickeln Sie Ihr Kind so oft wie möglich, am besten auch nachts, und lassen Sie es tagsüber häufig mit nacktem Po im Bettchen strampeln. Candida albicans mag nämlich weder Licht noch Luft. Achten Sie dabei darauf, dass Ihr Kind nicht auskühlt. Wärmen Sie das Bettchen vorher mit einer Wärmflasche an und legen Sie eine Wolldecke über den Rand des Bettes. Eine untergelegte Windel schützt die Matratze.

Verwenden Sie während der Behandlung eines Soors keine Wickelfolien aus Plastik oder Einmalwindeln, sondern Windeln aus natürlichen Materialien, damit sich die Feuchtigkeit nicht staut.

Wenn Ihr Kind blutende Wunden hat, tragen Sie beim Wickeln dünn(!) eine zinkoxydhaltige Creme, z. B. WELEDA *Calendula-Babycreme*, auf. Bei der Wundheilung ist der Bedarf an Zink für die Bildung der schützenden Kruste physiologisch erhöht. Eine Zinksalbe unterstützt deshalb die Barrierefunktion der gesunden Haut und hilft optimal beim körpereigenen Wundverschluss. Die gut haftenden Salbenreste sollten zum Erhalt der Wundgranulation beim nächsten Wickeln nicht komplett abgerubbelt werden. Verunreinigungen beseitigen Sie mit Babyöl und tragen dann eine neue dünne Salbenschicht auf.

Bei Mundsoor pinseln Sie den Mund Ihres Kindes mit 1:4 verdünntem WELEDA *Ratanhia-Mundwasser* aus. Die Inhaltsstoffe Myrrhe und Ratanhia wirken leicht gerbend und desinfizieren stark. Bei Säuglingen und Kleinkindern verwenden Sie *Mundbalsam-Gel*, WALA.

Bitte beachten

Wenn Sie stillen, sollten Sie aufpassen, dass Ihre Brustwarzen nicht wund werden. Die kleinen Risse wären eine ideale Brutstätte für den Pilz. Tragen Sie deshalb nach jedem Stillen *Quarz 0,4 % Gel*, WELEDA, auf. Das Gel braucht vor dem nächsten Stillvorgang nicht abgewaschen zu werden.

Stark säurehaltige Lebensmittel, wie z. B. Äpfel, Zitrusfrüchte, Essig etc., sollten Sie Ihrem Kind jetzt nicht geben. Sie machen den Urin sauer, was bei Hautkontakt unnötige Schmerzen verursacht.

Verbrennungen und Verbrühungen

Verbrennungen oder Verbrühungen zählen zu den häufigsten Unfallursachen im Kindesalter. Während Verbrennungen durch trockene Hitze verursacht werden, z. B. durch Sonneneinstrahlung, offenes Feuer, heiße Herdplatten oder Strom, entstehen Verbrühungen durch den Kontakt mit feuchter Hitze wie heiße bzw. siedende Flüssigkeiten oder Dampf.

Verbrennungen oder Verbrühungen verursachen starke Schmerzen und können auch in geringerem Ausmaß für kleine Kinder bereits lebensgefährlich sein.

Um das Ausmaß einer Brandverletzung beurteilen zu können, unterscheidet man vier Verbrennungsgrade:

Erster Grad: Schmerzhafte Rötung und Schwellung der Haut.
Zweiter Grad: Rötung, Schwellung mit Blasenbildung, Zerstörung der obersten Hautschicht.
Dritter Grad: Zerstörung der Haut und tiefer liegenden Gewebeschichten, Abheilung nur unter Narbenbildung.
Vierter Grad: Verkohlung.

Selbst behandeln dürfen Sie ausschließlich Verbrennungen ersten Grades.

Hausmittel

Erste Maßnahme bei allen Brandverletzungen ist: Die betroffene Stelle sofort für ca. 5 – 15 Minuten mit kaltem Wasser kühlen! Je nach Umfang der Verbrennung unter dem Wasserhahn oder der Dusche. Duschen Sie aber nicht sofort den ganzen Körper ab, weil sonst durch den starken Temperaturreiz ein Kälteschock entstehen könnte.

Erst nach dem Kühlen lösen Sie vorsichtig die Kleidung von den betroffenen Hautpartien. Entfernen Sie verklebte Kleidung bitte nicht gewaltsam, sondern belassen Sie sie auf dem Wundgebiet. Kühlen Sie anschließend nochmals nach.

Dazu sind bei Verbrennungen ersten Grades, wie z. B. Sonnenbrand, feuchtigkeitsspendende, entzündungshemmende und abschwellende Anwendungen geeignet:

- *Abreibungen der betroffenen Stellen mit* Zitronensaft, Gurkenscheiben oder einer halben *Tomate*, alle 10 Minuten über ca. 1 Stunde.
- *Abwaschungen mit 1:4 verdünntem Obstessig*, alle 10 Minuten über ca. 1 Stunde.
- → *Kühle Quarkkompressen* (S. 121). Vorsicht! Den Quark nicht direkt auf die Haut auftragen, sondern ein Zwischentuch benutzen. Durch die starke Hitzeabstrahlung verdunstet der Flüssigkeitsanteil im Quark sehr schnell. Er trocknet ein und lässt sich sonst nur schwer von der geschädigten, schmerzenden Haut ablösen.
- *Gurken-Lotion*

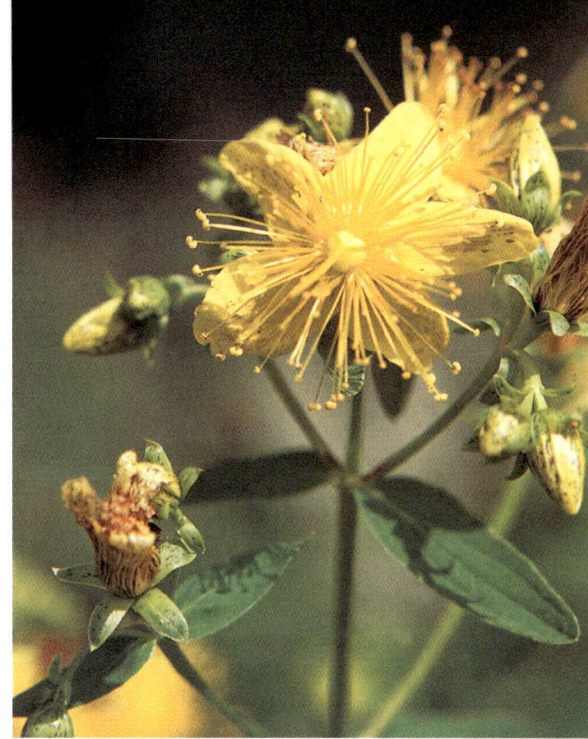

Hypericum officinalis – das Johanniskraut

Gurken-Lotion

Zutaten: 1 Schüssel, ½ Salatgurke, 1 Becher Naturjoghurt, ½ TL Salz, 1 Gurkenreibe, 1 sauberes Geschirrtuch
Zubereitung: Sie schälen die Gurke, reiben sie möglichst fein, salzen und lassen die Masse eine Viertelstunde stehen, damit sie Wasser zieht. Anschließend füllen Sie die Gurkenmasse in ein Geschirrtuch und drücken den Saft aus, den Sie mit dem Joghurt mischen und auf die Haut auftragen.
Dosierung: Mehrmals täglich 30 Minuten einwirken lassen und mit lauwarmem Wasser abwaschen.

Zur Nachbehandlung und zur Regeneration der geschädigten Haut empfehlen wir, gerötete Hautstellen mit Johanniskrautöl, z. B. *Hypericum Flos 25 % Öl*, WELEDA, einzureiben oder eine → *Ölkompresse mit Johanniskraut* (S. 118) aufzulegen.

Das hilft auch

Schmerzlindernd und kühlend wirkt bei kleinen Verbrennungen eine → *feucht-kühle Kompresse* (S. 123) mit *Combudoron Flüssigkeit*®, WELEDA, die die Haut zudem feucht hält. Anschließend sollte zur Reduktion der Blasenbildung *Combudoron Gel®*, WELEDA, dünn aufgetragen werden. Zur Anregung der Hautregeneration eignen sich zur Nachbehandlung *Wecesin-Salbe*, WELEDA, oder *Unguentum rosatum, Salbe,* WALA.

Bitte beachten

Verbrannte Haut ist sehr anfällig für Infektionen. Bedecken Sie Verbrennungen zweiten Grades nach dem Kühlen deshalb sofort mit einer sterilen Kompresse oder mit einem gebügelten Taschentuch und gehen Sie baldmöglichst zum Arzt. Bei großflächigen oder schweren Verbrennungen, d. h., wenn mehr als 5 % der Körperoberfläche verbrannt sind (die Handfläche eines Kindes entspricht etwa 1 % seiner Körperoberfläche), rufen Sie sofort einen Notarzt.

Brandwunden auf keinen Fall mit Mehl, Butter, Zahncreme oder Puder bestreichen oder bestäuben!

Verletzungen

Kleinere und größere Verletzungen gehören beim Leben mit Kindern beinahe zur Tagesordnung. Offene Wunden wie Schnitt-, Schürf- und Platzwunden sind genauso üblich wie stumpfe Verletzungen, d. h. Prellungen, Zerrungen, Quetschungen, Verstauchungen und Blutergüsse.

Die Akutversorgung dieser manchmal sogar mit einigem Stolz davongetragenen Blessuren richtet sich nach dem Ausmaß und der Art der Verletzung.

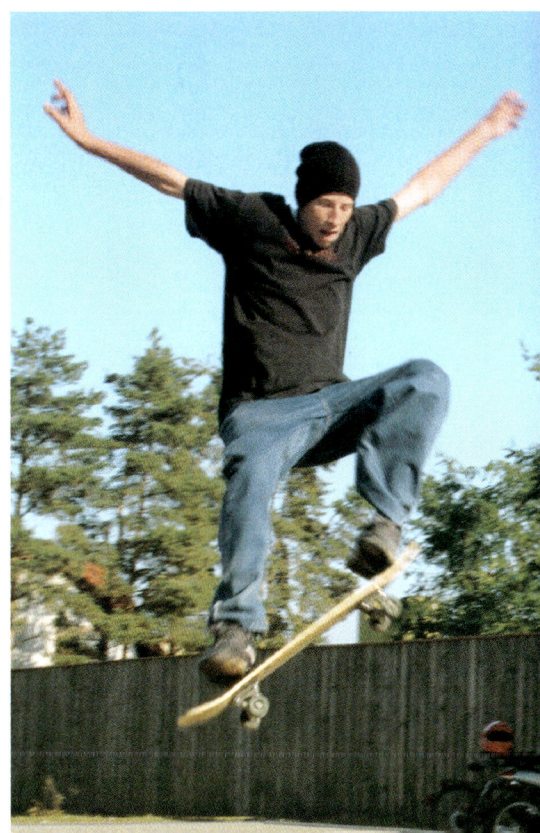

Hausmittel

Stumpfe Verletzungen

Bei geschlossenen, stumpfen Verletzungen, z B. einer Beule oder wenn Ihr Kind im Gelenk umgeknickt ist, entsteht in der Regel eine Schwellung oder sogar ein Bluterguss. Ziehen Sie als Erstes beengende Kleidungsstücke aus, lagern Sie das betroffene Körperteil hoch, kühlen Sie die Verletzung sofort mit einem kalten Waschlappen und anschließend mit → *kühlen Quarkauflagen* (S. 121) oder → *feucht-kühlen Kompressen* mit *Arnika- oder Hamamelis-Essenz* (S. 123). Auch ein *gekühltes Kirschkernsäckchen* oder ein *kaltes Erbsensäckchen* wirken abschwellend und schmerzlindernd.

Kaltes Erbsensäckchen

Sie schneiden zwei bis drei Stücke von einem breiten Schlauchverband ab, knoten je ein Ende zu und füllen die entstandenen Beutel mit getrockneten Erbsen. Dann die anderen Enden zuknoten und die Säckchen im Gefrierfach kühlen. Bei Bedarf einen Beutel auflegen und nach Erwärmung gegen einen kühlen auswechseln. Wenn Sie noch keine fertigen Säckchen zur Hand haben, verwenden Sie fürs Erste einen Beutel Tiefkühlerbsen.

Unsere Mütter nahmen noch häufig das große Brotmesser aus der Schublade, um mit der breiten Klinge eine Beule gut kühlen zu können. Bei den meisten kleinen Kindern löst das jedoch Angst aus. Legen Sie eine *kühle Münze* auf die geprellte Stelle. Das erfüllt auf undramatische Weise den gleichen Zweck. Zur Nachbehandlung tragen Sie *Arnika Salbe 10 %* oder *Arnika Gelee*, WELEDA, auf.

Kleinere offene Wunden wie Riss- und Schnittwunden lassen Sie erst einmal ausbluten. Blutstillend und entzündungshemmend sind *frisch zerriebene Blätter von Breitwegerich oder Gänseblümchen*. Wenn möglich, vor dem Zerreiben waschen und den frischen Brei auf die Wunde auftragen. Versorgen Sie die Wunde anschließend mit einem Pflaster oder Verbandmull.

Großflächige, oberflächliche Wunden, wie z. B. Schürfwunden, reinigen Sie vorsichtig mit → *physiologischer Kochsalzlösung* (S. 79) oder verdünnter Ringelblumen-Essenz, z. D. *Calendula-Essenz*, WELEDA, und lassen sie an der Luft trocknen.

Wenn sich eine Kruste gebildet hat, pudern Sie das Wundgebiet dick mit *Bärlappsporen* ein und legen zum Schutz vor Reibung oder einer erneuten Verletzung einen Verband an.

Für schlecht heilende Wunden eignen sich → *feucht-kühle Kompressen* (S. 122):

- bei Entzündungsneigung mit einem Zusatz von *Calendula-Essenz*, WELEDA,
- bei nässenden Wunden mit → *Ackerschachtelhalmtee* (S. 123),
- bei juckenden Wunden mit → *Stiefmütterchentee* (S. 123).

Das hilft auch

Bei stumpfen Verletzungen ist Arnika das beste Mittel. Sehr praktisch sind die fertigen *Arnika Wundtücher* von WALA, die Sie, wenn Sie mit Kindern unterwegs sind, zur ersten Hilfe immer dabeihaben sollten. Am Bein können Sie sie auch gleich als Kompresse benutzen, wenn Sie den Strumpf wieder darüber ziehen.

Trockene, oberflächliche Wunden können gut mit *Wecesin-Puder*®, WELEDA, behandelt werden.

Bitte beachten

Bei klaffenden Wunden, Stichwunden oder Tierbissen (auch bei Menschenbissen …) gehen Sie sofort zum Arzt und nehmen das Impfbuch Ihres Kindes mit. Eine Tetanusschutzimpfung ist in diesen Fällen angebracht.

Verstopfung

Eine echte Verstopfung bedeutet: Ihr Kind hat seltener als alle vier Tage eine Darmentleerung, und sein Stuhlgang ist hart. Meistens ist das mit starken Schmerzen oder Krämpfen verbunden, der Bauch ist gespannt und aufgebläht, und die Kinder haben keinen Appetit.

Fast alle Infektionskrankheiten im Kindesalter können mit einer Verstopfung einhergehen. Besonders bei starkem Schwitzen, Fieber oder Erbrechen wird dem Darm Flüssigkeit entzogen, und der Stuhlgang dickt ein. Aber auch Bewegungsmangel, Nahrungsumstellungen oder veränderte Lebensumstände machen sich in vielen Fällen an der Darmfunktion bemerkbar. Lassen Sie Ihr Kind – am besten draußen in der Natur – spielen, tollen, toben und Sport treiben. Das bringt auch einen faulen Darm auf Trab.

Eine zu strenge und zu frühe

Sauberkeitserziehung kann sich ebenfalls in häufig wiederkehrenden Verdauungsproblemen und einem Zurückhalten des Stuhlgangs äußern.

Hausmittel

Ernähren Sie Ihr Kind mit ballaststoffreicher Mischkost wie Gemüse, Obst, Vollkornprodukte, Salate, Müsli.

Weißmehlprodukte, Nudeln, Kakao und Schokolade, Bananen sowie andere faserarme Lebensmittel und schwarzer Tee sollten bei Verstopfungsneigung gemieden werden.

Als eine der wichtigsten Maßnahmen sollten Kinder viel Kräuter- und Früchtetee oder verdünnte Fruchtsäfte trinken. Ein- bis zweimal täglich ein Glas *Pflaumen-, Birnen- oder Aprikosensaft* hat eine abführende Wirkung. Kaufen Sie die Säfte am besten im Reformhaus oder im Bioladen.

Zwei bis drei über Nacht eingeweichte *Trockenpflaumen oder -aprikosen* vor dem Frühstück wirken oft wahre Wunder.

Lecker und bei Kindern sehr beliebt ist zum Frühstück:

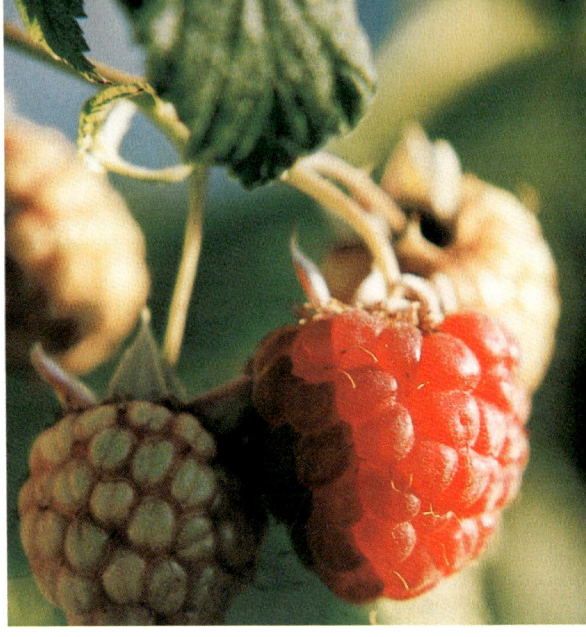

Himbeeren harmonisieren die Verdauung

Himbeerjoghurt mit Leinsamen

Zutaten: 1 Hand voll frische (oder tiefgefrorene) Himbeeren, 1 Becher ungezuckerter Naturjoghurt, 1 TL gemahlene Leinsamen

Zubereitung: Verrühren Sie Früchte und Joghurt und geben Sie den Leinsamen dazu. Süßen Sie bei Bedarf mit 1 TL Honig.

Tipp: Damit Himbeerkernchen und Leinsamen im Darm gut quellen und ihre Wirkstoffe entfalten können, sollte Ihr Kind anschließend 1–2 große Tassen Fenchel- oder Pfefferminztee trinken.

Eine → *warme Ölkompresse* (S. 118) mit *Kümmelöl* löst Krämpfe und regt die Verdauungsdrüsen an. → *Feucht-*

heiße Bauchauflagen (S. 111) wirken ebenfalls entspannend und krampflösend.

Hilfreich und sinnvoll ist bei Verstopfung auch ein → *Darmeinlauf* (S. 132) mit → *Kamillentee* (S. 143) oder → *physiologischer Kochsalzlösung* (S. 79).

Bei vielen Eltern ruft diese Empfehlung zunächst Unbehagen oder Furcht hervor. Aber keine Angst: Wenn Sie und Ihr Kind erst einmal die entlastende Wirkung eines Darmeinlaufes erfahren haben, verliert er ganz sicher seinen Schrecken.

Das hilft auch

Bei hartem Stuhlgang kann die Haut am Schließmuskel etwas einreißen, was sehr schmerzhaft ist. Vielleicht will Ihr Kind einfach aus lauter Angst vor den Schmerzen nicht zur Toilette gehen?

Cremen Sie den After dann mehrmals täglich mit *Hamamelis comp. Salbe*, WELEDA, ein. Die Blätter der Hamamelis enthalten ätherische Öle und Gerbstoffe, die entzündungshemmend und abschwellend wirken.

Ebenfalls hilfreich sind bei schmerzhaftem Stuhlgang *Mercurialis comp. Zäpfchen*, WALA.

Warzen

Warzen werden durch Viren verursacht und kommen bei Kindern wesentlich häufiger vor als bei Erwachsenen. Das kindliche Abwehrsystem ist nämlich noch nicht vollständig ausgereift, und oft ist der Organismus auch gerade mit Wichtigerem, wie z. B. dem Wachsen, beschäftigt. Dann kann er das Warzenvirus nicht genügend bekämpfen.

Flachwarzen sind kleine Knötchen mit manchmal dunkler und rauer Oberfläche. Sie zeigen sich besonders gern im Gesicht, an den Händen und Fingern. Unangenehmer sind jedoch die so genannten Dornwarzen, kleine schwarze Punkte auf der Fußsohle, die nach innen wachsen und beim Gehen höllisch wehtun können.

Die meisten Warzen verschwinden nach einiger Zeit von selbst wieder. Sie sind allerdings ansteckend. Achten Sie auf eine gute Hygiene,

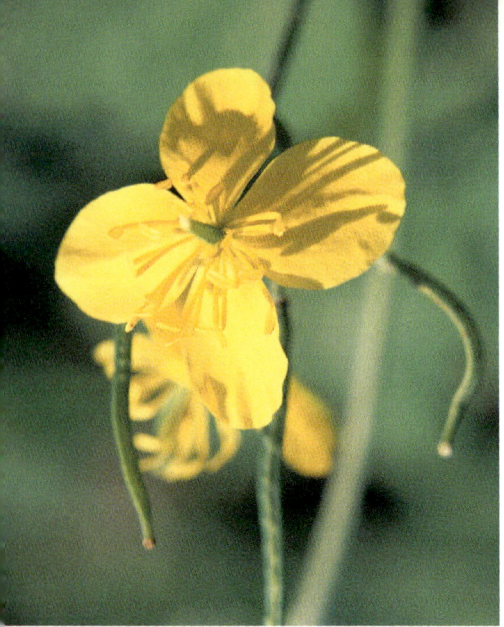

Das hilft auch

Flachwarzen lassen sich gut mit einer Salbe aus den jungen Trieben des Lebensbaums, *Thuja occidentalis Salbe 10 %*, WELEDA, behandeln.

Bitte beachten

Für die hartnäckigen Dornwarzen gibt es ein spezielles Warzenpflaster mit einem Wirkstoff, der die Hornhaut aufweicht. Es ist allerdings notwendig, die abgestorbene Haut regelmäßig zu entfernen. Diese Behandlung sollten Sie nur vom Arzt durchführen lassen!

damit sich Ihr Kind nicht immer wieder selbst infiziert.

Hausmittel

Schon unsere Urgroßmütter haben Warzen regelmäßig und häufig mit bestimmten Pflanzensäften betupft. Geeignet sind:

- *Löwenzahnmilch* (aus dem Stängel),
- die orangerote Milch des *Schöllkrautes* (Achtung: giftig! Nicht in den Mund nehmen!),
- zerriebene Blätter der echten *Glockenblume*

oder, wenn Sie keins dieser Mittel bekommen können:

- frisch aufgeschnittener *Knoblauch*,
- frischer *Zitronensaft*.

Windeldermatitis

Fast alle Kinder «erwischt» es im Laufe ihrer Windelzeit einmal: Im feucht-warmen Klima der Windel gedeiht die Keimflora prächtig. Aggressive Ausscheidungsprodukte aus Stuhl und Harn dringen durch die aufgeweichte Hornschicht der zarten Haut und schädigen den natürlichen Säureschutzmantel. Die Haut wird wund und entzündet sich.

Durchfallerkrankungen, Ernährungsumstellungen, Allergien oder auch die Einnahme von Arzneimitteln (z. B. Antibiotika) können eine Windeldermatitis ebenfalls begünstigen.

Rötung, Schwellung, Bläschen- und Pustelbildung, Krusten und eine Hautschuppung sind die typischen Zeichen für diese Gesundheitsstörung.

Hausmittel

Das beste Mittel zur Vorbeugung ist ein häufiger Windelwechsel und das Trockenhalten des Windelbereiches. Verzichten Sie bei der täglichen Pflege unbedingt auf synthetisch parfümierte Produkte und Seifen.

Bei einem wunden Po verwenden Sie zur Wäsche lauwarmen → Acker-schachtelhalmtee (S. 142). Ein → Sitzbad (S. 133) mit → Stiefmütter-chentee (S. 145) beruhigt die irritierte Haut.

Tupfen Sie anschließend den Popo mit einem weichen Handtuch vorsichtig trocken und rubbeln Sie nicht. Ein mildes Pflanzenöl ohne Zusatz ätherischer Öle, z. B. WELEDA Calendula-Babyöl, kann ebenso zur Reinigung verwendet werden.

Die beste Medizin bei einem wunden Po ist Muttermilch. Bestreichen Sie die geschädigte Haut mehrmals täglich mit etwas ausgestrichener Milch und föhnen Sie sie anschließend auf niedrigster Stufe trocken. Vorsicht bei Jungen: Der Urinstrahl darf auf keinen Fall mit dem Föhn in Berührung kommen!

Solange die Haut trocken ist, pudern Sie mehrmals täglich mit Bärlappsporen, die Sie in der Apotheke bekommen. Das kühlt die entzündete Haut und lindert den Schmerz.

Das hilft auch

Vorbeugend sollte bei der Pflege eine entzündungshemmende Creme mit Heilpflanzenauszügen aus Calendula

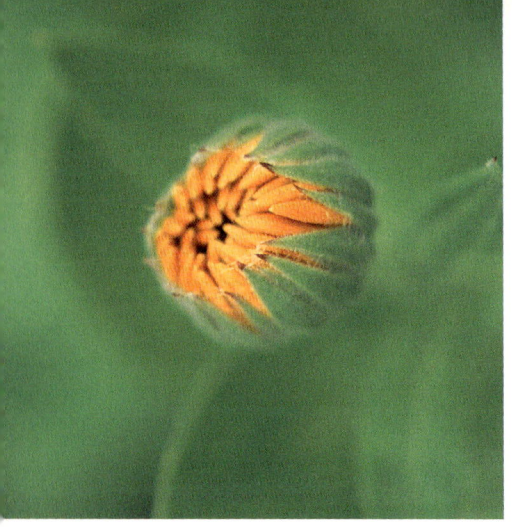

Calendula officinalis –
die Ringelblume

aufgetragen werden, z. B. WELEDA *Calendula-Kindercreme*. Bei stark entzündeter Haut hilft *Calendula 10 % Salbe*, WELEDA, ausgezeichnet.

Bitte beachten
Bei einer Windeldermatitis ist sorgfältige Pflege das A und O, um eine zusätzliche Infektion der betroffenen Hautareale zu vermeiden (→ Soor). Lassen Sie Ihr Kind möglichst oft an der frischen Luft und ohne Windel strampeln.

Würmer

Wurmerkrankungen gehören zu den weltweit meistverbreiteten ansteckenden Krankheiten. Die Erreger sind fast immer Fadenwürmer (Oxyuren), Spulwürmer (Askariden) oder Bandwürmer.

In unseren Breitengraden ist für Kinder der Kontakt zum geliebten Haustier das größte hygienische Risiko. Da die Wurmeier über eine Schmierinfektion in den Darm gelangen können, sollte Ihr Kind sich nicht von Hund oder Katze abschlecken lassen oder sein Bett oder sogar seine Speisen mit ihnen teilen. Auch

in Sandkästen finden sich durch die Verunreinigung mit Tierkot häufig Wurmeier.

Zur Beruhigung: Allergologen diskutieren seit einiger Zeit einen Zusammenhang zwischen der Entstehung einer Allergie und einem Wurmbefall im Kindesalter. Menschen, die als Kind Würmer hatten, zeigen nachweislich weniger häufig allergische Reaktionen als solche, die nie Würmer hatten.

Bei einem Wurmbefall kratzen sich die betroffenen Kinder häufig am After, sind unruhig, können schlecht

schlafen und klagen über Bauchschmerzen. Oft haben sie auch starke
Ringe um die Augen.

Der häufigste und an sich harmlose Erreger ist der Fadenwurm. Die
Weibchen wandern durch den Darm
zum After und legen ihre Eier dort ab.
Dabei bohren sie sich oberflächlich in
die Haut ein, was den starken Juckreiz
verursacht.

Die Übertragung von Spulwürmern
wird durch Hunde- oder Katzenkot
verursacht. Beim Katzenspulwurm
haften die Eier meist im Fell und werden beim Streicheln aufgenommen.

Die Beschwerden einer Spulwurm-
infektion sind ebenfalls Bauchschmerzen, aber auch Übelkeit,
Fieber und ein starker Husten, weil
die Larven auch in die Lunge wandern. Über den Blutweg können sie
sogar zum Auge gelangen. Besonders
in vielen Teilen Afrikas, in Indien,
Asien und Südamerika sind sie die
Ursache für die dort häufig anzutref-
fende Blindheit.

Eine Wurmerkrankung lässt sich
nur durch eine Stuhluntersuchung
sicher diagnostizieren. Gehen Sie bei
Verdacht zum Kinderarzt. Zusätzlich
können Sie folgende Maßnahmen
ergreifen:

Hausmittel

Lassen Sie Ihr Kind täglich 2–3 *rohe
Möhren* knabbern oder geben Sie ihm
rohes Sauerkraut zu essen. Auch eine
Zwiebel-Abkochung aus einer
großen, gehackten Zwiebel mit
jeweils 50 ml Wasser und Milch ist
hilfreich. Geben Sie Ihrem Kind davon
morgens und abends jeweils 3 EL.

Traditionell angewandt wird gegen
Wurmerkrankungen *Kürbiskernöl*.
Mischen Sie den Saft einer Zitrone mit
15 ml Kürbiskernöl und lassen Sie Ihr
Kind diese Mischung über den Tag
verteilt trinken.

Verwenden Sie beim Kochen viel
frischen *Knoblauch*, die starken
ätherischen Öle verändern die Darm-
flora und begünstigen den «Auszug»
der Würmer.

Auch Sandkästen bergen Risiken

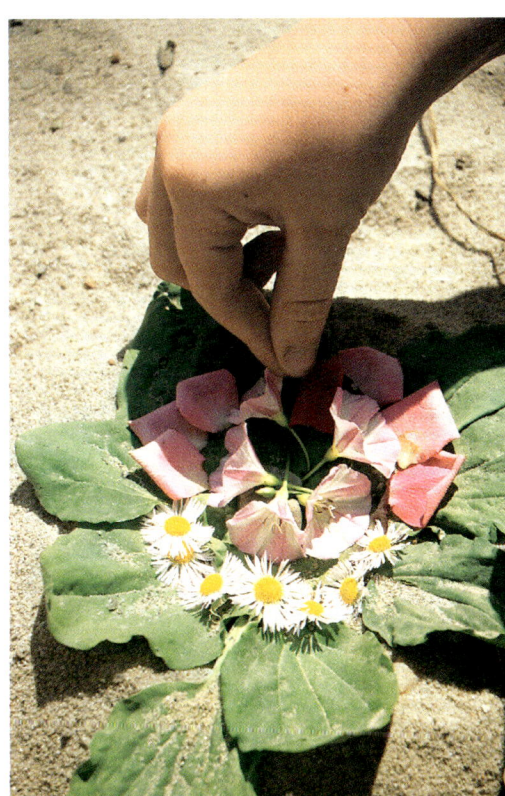

Das hilft auch

Bei Fadenwürmern hilft ein Arzneimittel aus Zitwer, einer Pflanze aus den Steppen Turkestans und Russlands: *Cina comp. Tropfen*, WELEDA, die über ca. 6 Wochen regelmäßig eingenommen werden müssen.

Bitte beachten

Wurmerkrankungen sind sehr ansteckend. Häufig ist die gesamte Familie infiziert. Deshalb ist eine regelmäßige und sorgfältige Körperhygiene vonnöten: gründlich und häufig die Hände mit Seife waschen, Nagelbürste gegen «Trauerränder» benutzen, Fingernägel kurz halten, eigenes Handtuch verwenden.

Bei Wurmbefall sollte der Po nach jedem Stuhlgang und vor allem vor der Nacht gründlich gewaschen werden. Der Waschlappen kommt sofort zur Kochwäsche.

Zahnungsbeschwerden

Die ersten Zähne kommen in der Regel um den 6. Lebensmonat zum Vorschein, allerdings sind Schwankungen vom 2. bis 12. Lebensmonat möglich.

Untrügliche Anzeichen dafür, dass das erste Beißerchen nicht mehr lange auf sich warten lässt, sind gerötete, heiße Wangen und ein stark vermehrter Speichelfluss. Nach und nach arbeiten sich die Milchzähnchen durch den Kiefer, wobei häufig die unteren Schneidezähne zuerst erscheinen. Das Zahnfleisch schwillt an, ist gerötet und schmerzt.

Ihr Kind ist jetzt vielleicht sehr unruhig und empfindlich gegenüber Sinnesreizen. Es braucht viel Ruhe und Zuwendung, schläft schlecht und wacht manchmal mitten in der Nacht mit einem gellenden Schrei auf. Appetitlosigkeit, Durchfall und Erbrechen, manchmal auch Fieber, können das Zahnen begleiten.

Die Schmerzen beim Zahnen kommen daher, dass sich die empfindliche Haut über dem Zahn immer mehr dehnt und dadurch spannt. Um den Durchbruch zu unterstützen, beißen und nagen die Kinder an

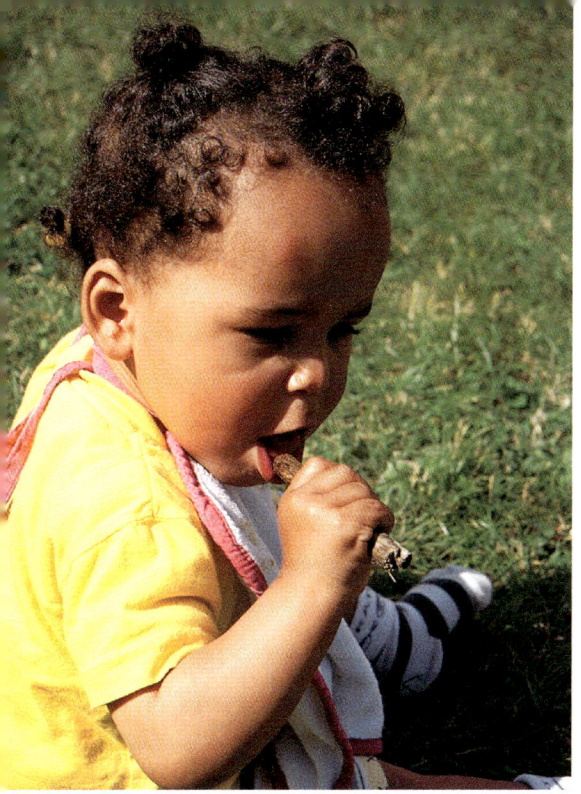

Ein Stück gekühlte und geschälte *Salatgurke* bringt ebenfalls Linderung bei geschwollenem Zahnfleisch.

Die Zähnchen brechen schneller durch, wenn Ihr Kind auf etwas Hartem kaut: Ein frischer *Fenchelstängel* oder eine *Veilchenwurzel* (Apotheke) beruhigen und wirken schmerzstillend. *Harte Brotrinde* empfiehlt sich nur kurzfristig, da die im Brot enthaltene Stärke in Zucker umgewandelt wird.

Das hilft auch

Eine wichtige Heilpflanze bei Zahnungsbeschwerden ist die Kamille. Das Arzneimittel *Chamomilla Radix, Tabletten*, WELEDA, wird aus Kamillenwurzel hergestellt. Bei begleitendem Fieber oder Unruhezuständen kann auch ein Zäpfchen sinnvoll sein, z. B. *Chamomilla comp. Zäpfchen* für Säuglinge und Kinder, WELEDA.

Bitte beachten

Sehr oft werden Kunststoffringe empfohlen, die ins Eisfach des Kühlschrankes gelegt und dem Kind zum Lutschen und Beißen gegeben werden sollen. Dieser Empfehlung schließen wir uns nicht an. Produkte, deren Herkunft nicht bekannt ist, können nach wie vor schädliche Weichmacher im Kunststoff enthal-

allem, was sie bekommen können. Sie können, wenn Sie Ihrem Kind Ihren sauberen Finger zum Lutschen oder Beißen «ausleihen», die betreffende Stelle der Zahnleiste ein wenig massieren.

Hausmittel

Tragen Sie eine Mischung aus → *Salbei- und Kamillentee* (S. 142 f.) mit einem Wattestäbchen mehrmals täglich auf das Zahnfleisch auf. Sie können den Tee auch leicht kühlen, einen sauberen Waschlappen damit befeuchten und Ihr Kind darauf beißen oder daran lutschen lassen.

ten. Durch das ausgiebige Lutschen können diese gelöst und vom Körper aufgenommen werden. Außerdem gibt die zu Eis gefrorene Flüssigkeit des Beißringes eine starke Verdunstungskälte ab. Der Ring kann mit der zarten Mundschleimhaut verkleben, es kommt zu Erfrierungen und Verletzungen. Beim Zahnen ist das kindliche Immunsystem ohnehin schon sehr belastet. Ein zusätzlicher Kälteschock könnte eine Erkältung mit anschließender Ohren- oder Halsentzündung zur Folge haben.

Zeckenbisse

Kinder werden meistens beim Spielen auf der Wiese oder bei Streifzügen durch Wälder von Zecken heimgesucht. Die Zecke ist ein etwa ein Millimeter großes Spinnentier, das voll gesogen bis zu einem Zentimeter groß werden kann. Von März bis Oktober lauern die Weibchen im Unterholz, in Büschen und Wiesen auf einen warmblütigen Wirt, um sich mit seinem Blut voll zu saugen.

Damit sie an den begehrten Saft kommt, durchsticht die Zecke die Haut ihres Opfers und kann dabei für den Menschen gefährliche Krankheitserreger übertragen. Die Borrelien, eine Bakterienart, rufen die Borreliose (oder «Lymeinfektion») hervor; sie befällt das Nervensystem und die Gelenke.

Achtung: Die Erkrankung kann erst Wochen nach einem Zeckenbiss in Erscheinung treten. Wenn Ihr Kind also von einer Zecke gebissen wurde, eine ringförmige Rötung der Haut besteht und Wochen später Glieder-, Gelenk- oder Rückenschmerzen, Übelkeit und hohes Fieber auftreten, berichten Sie Ihrem Arzt unbedingt vom Zeckenbiss. Er kann mit einer Blutuntersuchung feststellen, welche Art von Infektion vorliegt. Eine Borreliose lässt sich, wenn sie erkannt wird, nur antibiotisch behandeln.

Die Frühsommer-Meningoenzephalitis (FSME) wird durch ein Virus hervorgerufen. Es kommt bisher nur in wenigen Risikoregionen in Süddeutschland, Österreich und der Schweiz vor, breitet sich allerdings langsam aus. Genauere Informationen über betroffene Gebiete erhalten Sie beim Gesundheitsamt.

Nach einem, oft unbemerkten,

Zeckenbiss kommt es nach ca. einer Woche zu Fieber mit grippeähnlichen Symptomen, die dann erst einmal wieder abklingen. Ein erneuter Fieberschub, Kopfschmerzen, Krampfanfälle oder sogar Lähmungen treten einige Tage später auf. Die FSME kann sogar tödlich verlaufen. Sollten Sie sich mit Ihren Kindern über längere Zeit in Risikogebieten aufhalten oder dort wohnen, beraten Sie sich mit Ihrem Arzt hinsichtlich einer Impfung.

Hausmittel

Wenn Sie eine Zecke entdeckt haben, entfernen Sie sie so schnell wie möglich. Das einzig wirklich sinnvolle «Hausmittel» dazu ist eine spezielle *Zeckenzange*, die Sie in der Apotheke kaufen können. Empfehlungen, die Zecke mit Öl, Nagellack oder Klebstoff zu ersticken, sind gefährlich, da das bedrängte Tierchen in seiner Not Flüssigkeiten absondert, die sehr viele der gefürchteten Krankheitserreger enthalten. Sie sollten solche Maßnahmen also tunlichst unterlassen.

Das hilft auch

Wichtig ist die Vorbeugung: Achten Sie darauf, dass Ihr Kind beim Spielen in Wald und Wiese bedeckende, gut abschließende Kleidung und geschlossene Schuhe trägt. In der Apotheke und im Naturkostladen gibt es zum Schutz biologische *Repellents*.

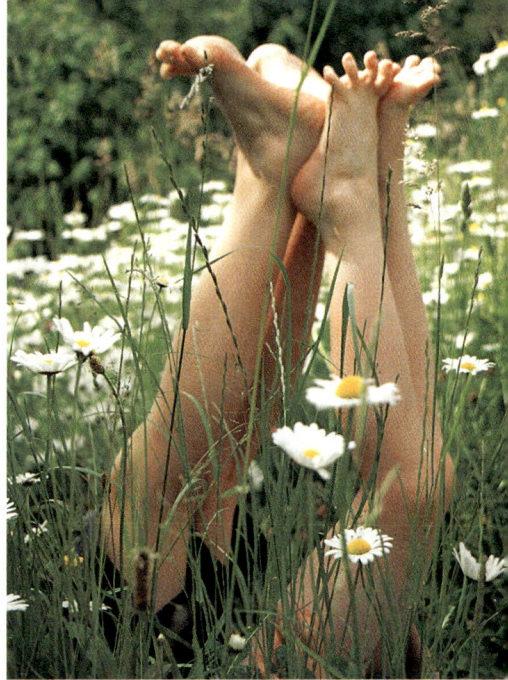

Blumenwiesen –
auch für Zecken ein Paradies

Das sind Lotionen mit einem Zusatz ätherischer Öle, mit denen sich Ihr Kind vorher einreiben sollte. Suchen Sie nach einem Aufenthalt in der Natur Ihr Kind gründlich, auch hinter den Ohren, auf der Kopfhaut und am Genitale, nach Zecken ab. Eine Infektionsgefahr besteht etwa ab zwölf Stunden nach dem Biss. Wenn Sie die Zecke früh entdecken, ist das die beste Medizin!

Bitte beachten

Bei Kopfschmerzen, Schwindel, Lähmungserscheinungen, Gelenkbeschwerden oder wandernden Hautrötungen gehen Sie unbedingt zum Arzt und weisen ihn auf den Zeckenbiss hin.

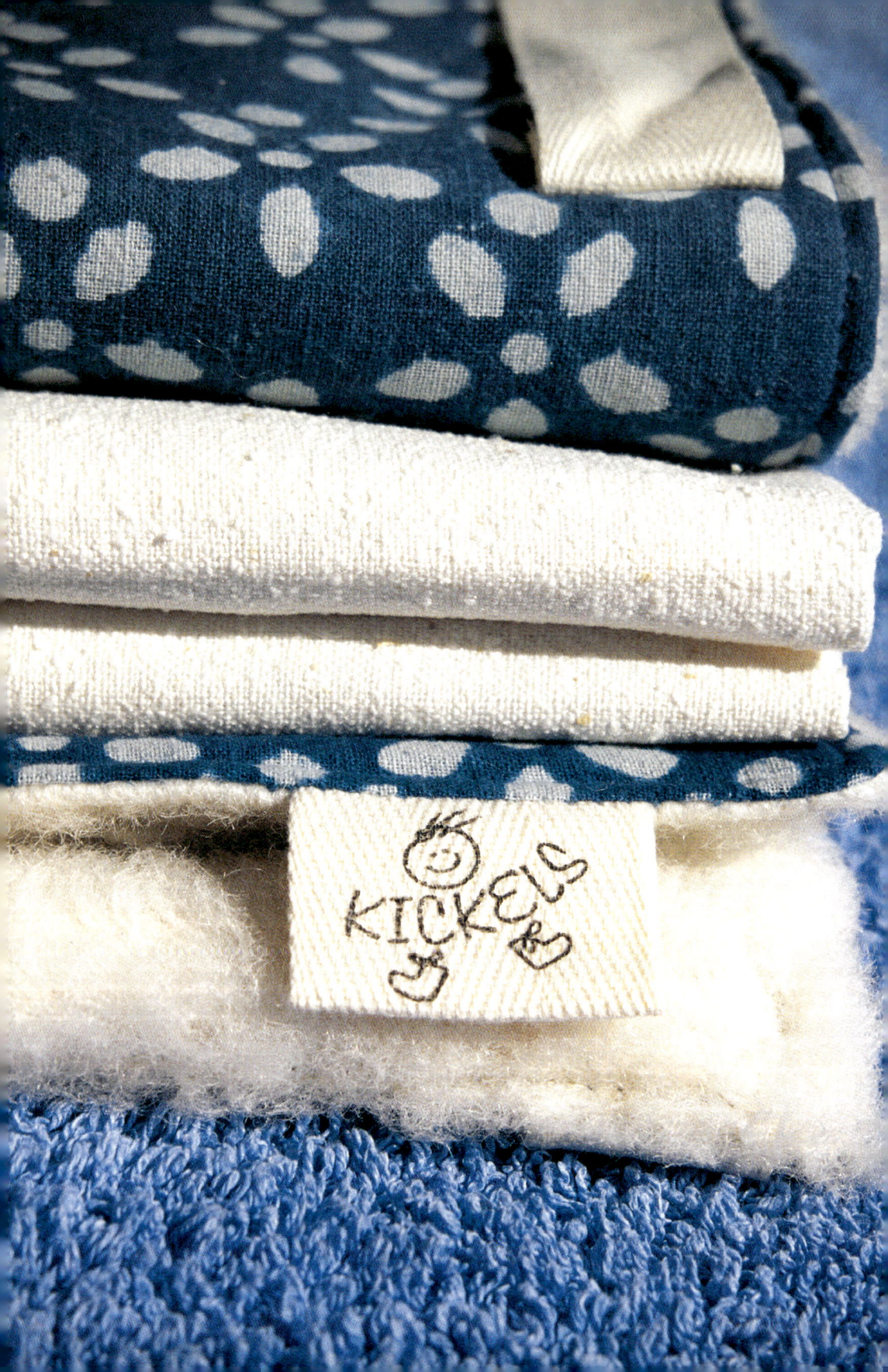

KAPITEL 2 |
Wohltuende Wickel und Auflagen

Wenn wir krank sind, möchten wir

mit unseren Beschwerden ernst genommen

werden, uns liebevollen, fachkundigen

Händen anvertrauen und uns am liebsten

geborgen, sicher und umsorgt fühlen.

Wickelanwendungen sind bestens dazu geeignet, Ihrem kranken Kind liebende Fürsorglichkeit zukommen zu lassen. Viele Eltern fühlen sich bei einer Erkrankung ihres Sprösslings zunächst hilflos und leiden sehr mit ihrem Kind. Für sie sind diese praktischen Anwendungen eine willkommene Möglichkeit, selbst aktiv auf das Gesundwerden des kleinen Patienten einzuwirken und ihm etwas Gutes zu tun. Mit einem warmen Wickel, im kuscheligen Bett liebevoll zugedeckt, zwickt beispielsweise der Bauch nicht mehr so sehr, und Ihr Kind kommt endlich zur Ruhe. Vielleicht fällt es sogar bald in einen gesundenden Schlaf.

Heute sind Wickelanwendungen eher eine Besonderheit. Sie machen erst einmal ein wenig Mühe und können nicht einfach wie ein Medikament verabreicht werden. Dafür lassen sie sich ganz individuell auf Ihr Kind, sein Wesen und sein aktuelles Beschwerdebild abstimmen.

Ihr Kind sollte den Wickel als etwas Angenehmes erleben. Das können Sie durch die Gestaltung der Umgebung bewusst fördern: Zünden Sie eine Kerze an, singen Sie Lieder oder erzählen Sie eine Geschichte oder ein lange nicht mehr gehörtes Märchen. Darüber freuen sich fast alle Kinder.

Manche der kleinen Patienten benötigen viel Ruhe, genießen es aber sehr, wenn man einfach still neben ihnen sitzt. Nehmen Sie sich diese Zeit, um ganz für Ihr Kind da zu sein. Kranke Kinder brauchen und lieben diese Form von Aufmerksamkeit und Zuwendung.

Wenn Ihr Kind die wohltuende Wirkung des Wickels erfahren hat, wird es sicherlich auch bald Ihre Begeisterung teilen. Sie schenken mit jeder Anwendung Ihrem Gegenüber, egal, ob groß oder klein, Ihre ungeteilte Aufmerksamkeit und Ihre Zeit. Doch machen Sie sich als Neuling zunächst mit dem Einmaleins des Wickelns vertraut.

Das kleine Wickeleinmaleins

Wir können in Krankheitstagen unsere Kinder mit einer Vielzahl von unterschiedlichen Wickeln, Auflagen und Kompressen begleiten und ihnen helfen. Sie haben sich im praktischen Einsatz auf unterschiedlichsten Anwendungsgebieten bestens bewährt. Richtig angewandt, sind sie eine nebenwirkungsfreie, preiswerte und natürliche Alternative, den Gesundungsprozess zu unterstützen und die Selbstheilungskräfte anzuregen.

Wenn Sie noch keine Erfahrungen haben, helfen Ihnen die folgenden Informationen und Anleitungen, damit Sie korrekte Wickelanwendungen sinnvoll und gezielt einsetzen können.

WICKEL, AUFLAGEN UND KOMPRESSEN

Hinter dem Begriff «Wickel» verbergen sich unterschiedliche Anwendungsformen:

- Bei einem *Wickel* wird ein Innentuch mit einer therapeutisch wirkenden Substanz getränkt oder bestrichen, um den gesamten betroffenen Körperteil herumge-wickelt und mit einem Außentuch vollständig abgedeckt und befestigt.
- *Auflagen* bedecken nur eine bestimmte Körperpartie, z. B. die Brust, den Bauch oder den Rücken. Sie werden ebenfalls mit einem zirkulär gewickelten Außentuch befestigt.

Wickelsets – einfach und praktisch zu handhaben

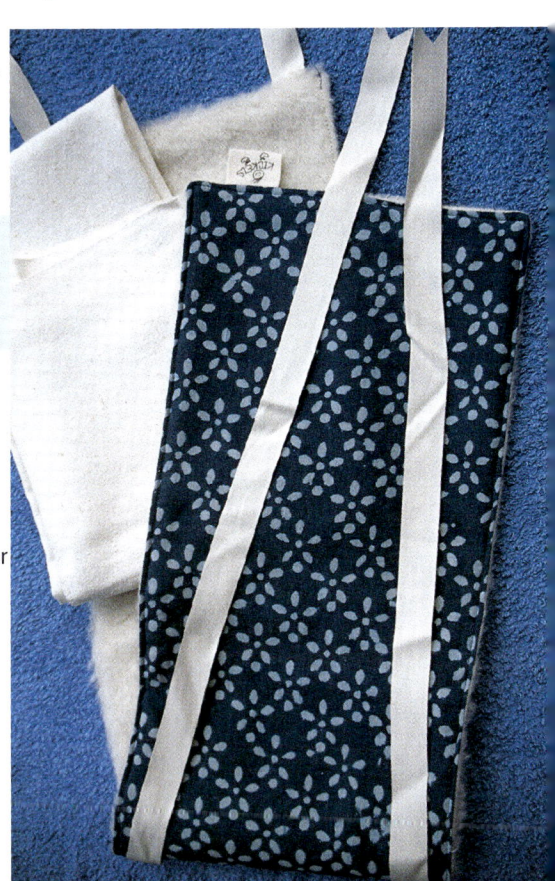

- *Kompressen* sind die kleinen Varianten der Auflagen, sie bedecken nur kleinere Körperbereiche, wie z. B. Stirn, Augen oder den Harnblasenbereich.

DAS WICKELMATERIAL

Ein Wickel besteht aus zwei bis drei Stofflagen, von denen jede eine andere Funktion übernimmt.

Das *Innentuch* wird mit einem therapeutischen Zusatz getränkt oder bestrichen und meist dreifach gefaltet. Das Ausmaß des Innentuches richtet sich nach dem Alter und der Größe des Kindes. Für die Breite eines Brustwickels messen Sie von der Taille bis unter die Arme und nehmen diese Zahl mal drei (wegen des dreimaligen Faltens). Die Länge ergibt sich, wenn Sie den anderthalbfachen Bauchumfang nehmen. Geeignet sind dünne Stoffe aus Baumwolle wie Mullwindeln, Geschirr- oder Betttücher oder auch Seide. Sie sollten gewaschen sein und keine Appretur oder chemische Ausrüstung enthalten.

Ein *Zwischentuch* wird benötigt, wenn man das Außentuch vor Verfärben oder Verfilzen (z. B. bei einer Quarkauflage) schützen will. Es sollte

WOLLE

Wolle ist ein idealer, atmungsaktiver Wärmespeicher. Sie ist in ihrer Zusammensetzung dem menschlichen Haar am ähnlichsten und kann bis zu einem Drittel ihres Eigengewichtes an Feuchtigkeit aufnehmen, ohne sich unangenehm feucht anzufühlen. So bleibt die mit Wolle bedeckte Haut trocken, der Wärmeorganismus wird vor Verdunstungskälte geschützt. Für die kindliche Entwicklung ist dies besonders wichtig. Wolle ist somit das ideale Material für die Bekleidung des Säuglings. Schon längst hat sich hautfreundliche Wollunterwäsche vom Flair des «Selbstgestrickten» befreit und bewahrt auch die Großen vor mancher Erkältung.

Die antibakteriellen und heilenden Eigenschaften der Wolle werden als Heilwolle-Auflage (s. Adressen) genutzt: Die einmal gewaschene und gekämmte, aber unversponnene Schafwolle wirkt durchwärmend und umhüllend.

an allen Seiten zwei bis drei Zentimeter größer sein als das gefaltete Innentuch. Wählen Sie dafür einen saugfähigen Baumwollstoff wie Frottee, Flanell oder Molton.

Das *Außentuch* bildet den Abschluss und hat die Aufgabe, die Temperatur zu halten und das Bett vor Nässe zu schützen. Es sollte wieder um zwei bis drei Zentimeter größer als das Zwischentuch sein.

Für die warmen Wickel verwenden Sie am besten Außenstoffe aus Wolle, wie z. B. Webpelz, Wollflanell oder auch einen ausgedienten Wollschal.

Bei Kindern, die Wolle nicht vertragen, benutzen Sie als Außentuch am besten ein dicht gewebtes, aber geschmeidiges Baumwoll- oder Seidentuch.

Für die kühlen Wickel eignen sich Baumwolle oder Wolle. Benutzen Sie als Wickeltuch auf keinen Fall Synthetikstoffe, gummierte Stoffe oder Plastikfolien. Sie können einen Wärmestau verursachen.

Als *Befestigungsmaterialien* dienen Heftpflaster, Sicherheitsnadeln, Klettbänder oder Mullbinden. Zusätzlich benötigte Materialien sind bei den jeweiligen Wickelbeschreibungen gesondert aufgeführt.

Die praktische Alternative

Mittlerweile gibt es fertige Wickelsets, die die Handhabung erleichtern. Sie haben sich in der Praxis sehr bewährt, denn sie sind gut durchdacht, vielseitig einsetzbar und für die Anwendung bei Kindern besonders geeignet.

Die Suche nach den richtigen Stoffen, das eventuelle Zuschneiden und Nähen entfällt, die Wickel finden vielleicht häufiger Anwendung.

Achten Sie beim Kauf auf eine hochwertige Qualität und eine gute Saugfähigkeit der Stoffe. Wickelsets aus Naturmaterialien sind in der Anschaffung zunächst nicht ganz billig, bewähren sich aber im Einsatz und können Ihr Kind viele Jahre lang begleiten.

Sehr gute Erfahrungen haben wir mit den Wickelsets von KICKELS gemacht (s. Adressen). Die hervorragend verarbeiteten Materialien stammen aus kontrolliert biologischem Anbau, und es gibt die Wickel

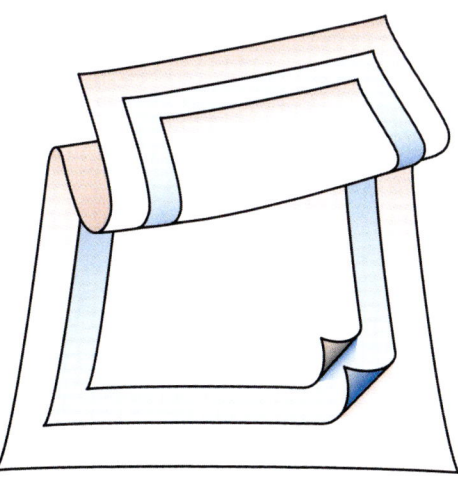

in verschieden Größen und Designs. Die Innentücher bestehen aus naturbelassener Bouretteseide, und bei den Außenwickeln hat man die Wahl zwischen Schurwoll- oder Baumwollplüsch. So finden auch Wollallergiker und hautempfindliche Menschen eine verträgliche Wickelvariante.

TIPPS FÜR WICKELEINSTEIGER

Wenn Sie selbst noch keine Kenntnisse im Umgang mit Wickeln und Auflagen haben, testen Sie am besten zuerst eine entspannende → *Ölkompresse* (S. 118) *mit Lavendel* am eigenen Leibe. Die Erfahrung der wohltuenden Wirkung wird Ihren Wunsch bestärken, auch Ihre Lieben «einzuwickeln». Ihre Überzeugung wird sich auf Ihre Umgebung auswirken – und ganz besonders auf Ihr Kind.

Wählen Sie am Anfang eine der einfachen Anwendungsformen und machen Sie sich mit der Handhabung vertraut, sodass Sie sicher werden. Entscheiden Sie sich für einen Wickel und beobachten Sie, welche Wirkung er zeigt. Bleiben Sie bei einer Anwendungsart, wenn sie sich bewährt hat, und probieren Sie nicht alle möglichen Varianten kurz hintereinander aus. Der kranke Organismus braucht

Zeit, die Stimulation durch den Wickel umzusetzen. Deshalb sollte auch die angegebene Nachruhe unbedingt eingehalten werden.

Kinder, die noch keine Wickel kennen, sind anfänglich eher skeptisch, manchmal sogar ablehnend. Falls dies der Fall sein sollte, überprüfen Sie doch einmal Ihre Herangehensweise.

Am besten ist es, wenn Sie Ihr Kind kurz und mit einfachen Worten darüber informieren, was Sie tun möchten: «Ich werde dir einen Wickel machen, damit du heute Nacht nicht wieder so husten musst. Dazu brauche ich einen Thymiantee, den koche ich jetzt. Du kannst dich in der Zwischenzeit schon einmal ausziehen, Zähne putzen, waschen und ins Bett legen ...»

Fragen Sie bloß nicht: «Willst du vielleicht jetzt einen Wickel, damit dein Husten wieder besser wird?» Bei den meisten Kindern folgt dann ein promptes: «Nein!», und Sie haben Ihre Chance verspielt!

Beziehen Sie Ihr Kind dann mit ein, wenn es wirklich mit entscheiden soll oder kann. Informationen, wie sich der Wickel anfühlt oder ob die Auflage noch warm genug ist, sind wichtig und sollten von Ihnen auch ernst genommen werden. Die Entscheidung darüber, ob Ihr Kind einen Wickel benötigt oder nicht, liegt allerdings allein in Ihrer Verantwortung.

Es ist wichtig, dass Sie Ihre → Beobachtung schulen (S. 12): Wie ist die Atmung während des Wickels, treten Hautreaktionen auf, ist Ihr kleiner Patient auch wirklich warm genug zugedeckt oder beginnt er gar zu schwitzen? Gerade kleinere Kinder können ihre Empfindungen oft noch nicht genau artikulieren. Die Frage: «Ist dir warm genug?», beantworten sie beispielsweise mit «Ja», obwohl die kalten Füßchen eine andere Sprache sprechen.

Wenn sich Ihr Kind hartnäckig weigert, erzwingen Sie bitte nichts. Wickel und Auflagen sollen Erleichterung bringen und Wohlbehagen schaffen. Bei einer ablehnenden Grundhaltung wird sich der erwünschte Effekt kaum einstellen. Probieren Sie es bei der nächsten Erkältung einfach noch einmal, denn Kinder verändern sich schnell.

Zeigen Sie Ihrem Kind in gesunden Tagen, wie man eine Kompresse auflegt. Und genießen Sie seinen Nachahmungstrieb, wenn Sie selbst einmal Beschwerden haben. Lassen Sie sich mit einem Wickel helfen! Das gegenseitige Geben und Nehmen stärkt das kindliche Selbstvertrauen und Ihre Beziehung zueinander. Auch der Umgang mit natürlichen Heilmethoden und äußeren Anwendungen wird so von früh an geübt und gehört später zum selbstverständlichen Behandlungsrepertoire Ihres erwachsenen Kindes.

DER WEG ZUM WICKELERFOLG

- Planen Sie genügend Zeit ein. Lieber keinen Wickel als ihn schnell mal eben dazwischenschieben.
- Lüften Sie das Zimmer, in dem der Wickel angelegt werden soll. Sauerstoffreiche Raumluft ist wichtig, denn Wickel und Auflagen intensivieren die Atmung.
- Schaffen Sie eine behagliche Atmosphäre der Ruhe, z. B. keine lärmenden Geschwister, kein Fernsehen, keine Radioberieselung.
- Legen Sie alle notwendigen Materialien in greifbare Nähe.
- Schicken Sie Ihr Kind zur Toilette.
- Sorgen Sie für warme Füße, bevor Sie einen Wickel anlegen.
- Bereiten Sie Ihr Kind altersgemäß auf den Wickel vor: Welche Zutaten, wie er wirkt, wie er sich anfühlen wird usw.
- Beziehen Sie Ihr Kind so weit wie möglich bei den Vorbereitungen mit ein.

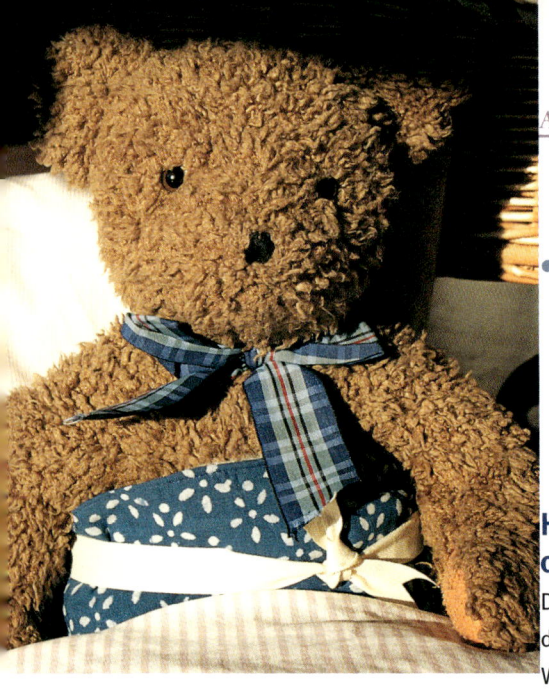

- Lassen Sie Ihr Kind, wenn es eingeschlummert ist, weiterschlafen. Beim Aufstehen denken Sie daran, es warm einzupacken. Es sollte sich noch einige Zeit in der Wohnung aufhalten.

Heiß, temperiert oder kühl?

Die Temperatur ist ein entscheidender Faktor für die Auswahl eines Wickels. Die in den vorangegangenen Kapiteln beschriebenen Anwendungen sind hier den Temperaturreizen entsprechend zugeordnet.

- Fragen Sie während des Wickelns nach, wo z. B. genau der Wickel liegen soll, ob er die richtige Temperatur hat, wie er sich anfühlt usw.
- Beobachten Sie die Reaktionen Ihres Kindes sorgfältig.
- Brechen Sie die Behandlung sofort ab, wenn Ihr Kind sich nicht wohl fühlt.
- Sorgen Sie für ausreichende Wärme und für eine gute Liegeposition. Eine kleine Rolle unter den Kniekehlen oder ein abstützendes Kissen am Fußende entlasten die Muskulatur.
- Sorgen Sie für eine ausreichend lange Nachruhezeit: eine halbe bis eine Stunde.

Heiße Wickelanwendungen wirken gefäßerweiternd, durchblutungsfördernd und stoffwechselanregend. Die intensive Wärme setzt den Spannungszustand der Muskulatur herab, wirkt deshalb entspannend und beruhigend. Von den lokal behandelten Hautarealen setzen sich über Reflexbahnen Impulse fort, die auch unsere inneren Organe erreichen. Zusätze, wie z. B. Kräutertees, Salben und Essenzen, verstärken die therapeutische Wirkung. Bei heißen Anwendungen wird das Innentuch des Wickels so heiß wie möglich aufgebracht, wobei prinzipiell gilt: Je kleiner das Kind, desto milder der Reiz.

Bei *temperierten Wickelanwendungen* steht nicht der Temperaturreiz im Vordergrund, sondern die aufgetragene Substanz, wie z. B. ätherische Öle, Essenzen, Pasten oder Salben. Ihre Inhaltsstoffe werden von der Haut aufgenommen, gelangen in die Blutbahn und entfalten ihre Wirkungen auf Körperfunktionen und Organe. Die wärmende Hülle des Wickels verstärkt die Aufnahme der Heilkräfte.

Mit *kühlen Wickeln* lassen sich unterschiedliche Wirkungen erzielen. Sie können einerseits den Körper zu einer größeren Wärmebildung anregen, ihm aber auch, wie z. B. beim Wadenwickel, Wärme entziehen. Bei Schwellungen oder entzündlichen Prozessen können die kühlenden, gefäßverengenden und schmerzsenkenden Eigenschaften der Kälte genutzt werden.

Welche Wirkung man erzielt, hängt von der Stärke des Kältereizes, der Dauer und der Ausführung ab. Auch hier gilt wieder: keine extremen Temperaturreize (z. B. Eisbehandlungen) bei Kindern! Sie würden den kleinen Organismus überfordern und könnten im Extremfall sogar eine schädigende Wirkung haben.

Heiße Wickel, Auflagen und Kompressen

BRUSTWICKEL MIT THYMIANTEE

Bei: krampfartigem Husten, akuter Bronchitis, chronischer Bronchitis, Asthma, Keuchhusten
Nicht bei: Kindern unter drei Jahren, Fieber
Wirkung: Die ätherischen Öle des Thymians wirken schleim- und krampflösend, austrocknend und desinfizierend und stärken den Verdauungstrakt.
Zutaten: ½ l → *Thymiantee* (S. 145), 1 Innentuch aus Baumwolle (Größe S. 102), 1 Außentuch aus Wolle, 1 Wringtuch (z. B. großes Geschirrtuch oder Mullwindel), Heftpflaster oder Sicherheitsnadeln, 2 halb be-

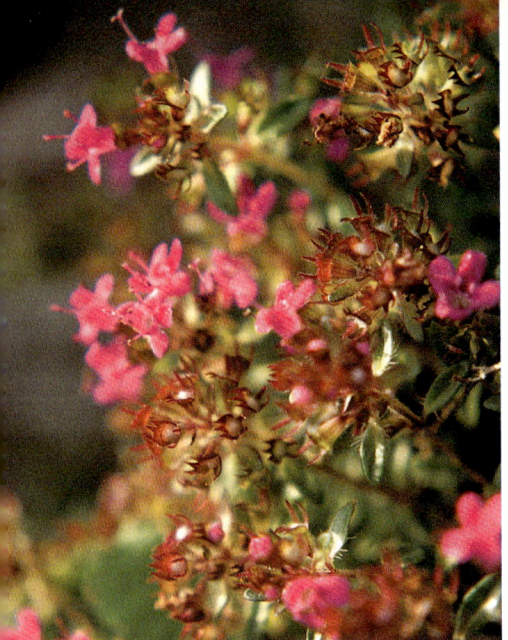

füllte Wärmflaschen, 1 Paar Haushaltshandschuhe

Hinweis: Thymiantee färbt die Wickeltücher braun.

Ausführung: Sie breiten im Bett Ihres Kindes das Außentuch in Brusthöhe aus und wärmen mit den Wärmflaschen die Bettdecke und das Wickeltuch vor.

Sie falten das Innentuch der Länge nach dreifach, rollen es von den Seiten her bis zur Mitte auf und legen es in das Wringtuch (s. Abb.). Nun ziehen Sie Haushaltshandschuhe an, nehmen die Enden des Wringtuches in die Hand und tauchen das Innentuch in die heiße Flüssigkeit. Dann wringen Sie es gut aus. Je trockener das Innentuch ist, desto heißer wird es auf der Haut vertragen und desto länger hält es die Wärme.

Erst unmittelbar vor der Anwendung packen Sie das getränkte Innentuch aus und testen die Temperatur an der Innenseite Ihres Handgelenkes. Betupfen Sie die Haut im vorgesehenen Wickelbereich erst zart mit der «heißen Rolle». So kann sich Ihr kleiner Patient schon etwas auf die Hitze einstellen und besser mit entscheiden, wann das Innentuch aufgelegt werden soll.

Nun heißt es flott sein: Sie legen das Innentuch auf das bereitgelegte Außentuch und rollen es teilweise aus. Ihr Kind legt sich darauf. Nun rollen Sie das Innentuch faltenfrei weiter über dem Brustkorb aus und bedecken es sofort mit dem Außentuch. Auch das Außentuch sollte gut anliegen, damit keine Kältebrücken entstehen.

Sie haben richtig gearbeitet, wenn der Wickel weder zu heiß (Verbrennungsgefahr) noch zu kalt (keine heilende Wirkung, Erkältungsgefahr) ist. Decken Sie Ihr Kind bis über die Schultern hinauf gut zu. Die beiden flach gefüllten, nicht zu heißen → Wärmflaschen (S. 28), links und rechts am Brustkorb, spenden zusätzliche Wärme.

Dauer: Solange die Temperatur als angenehm empfunden wird. 5 – 10 Minuten sind ausreichend.

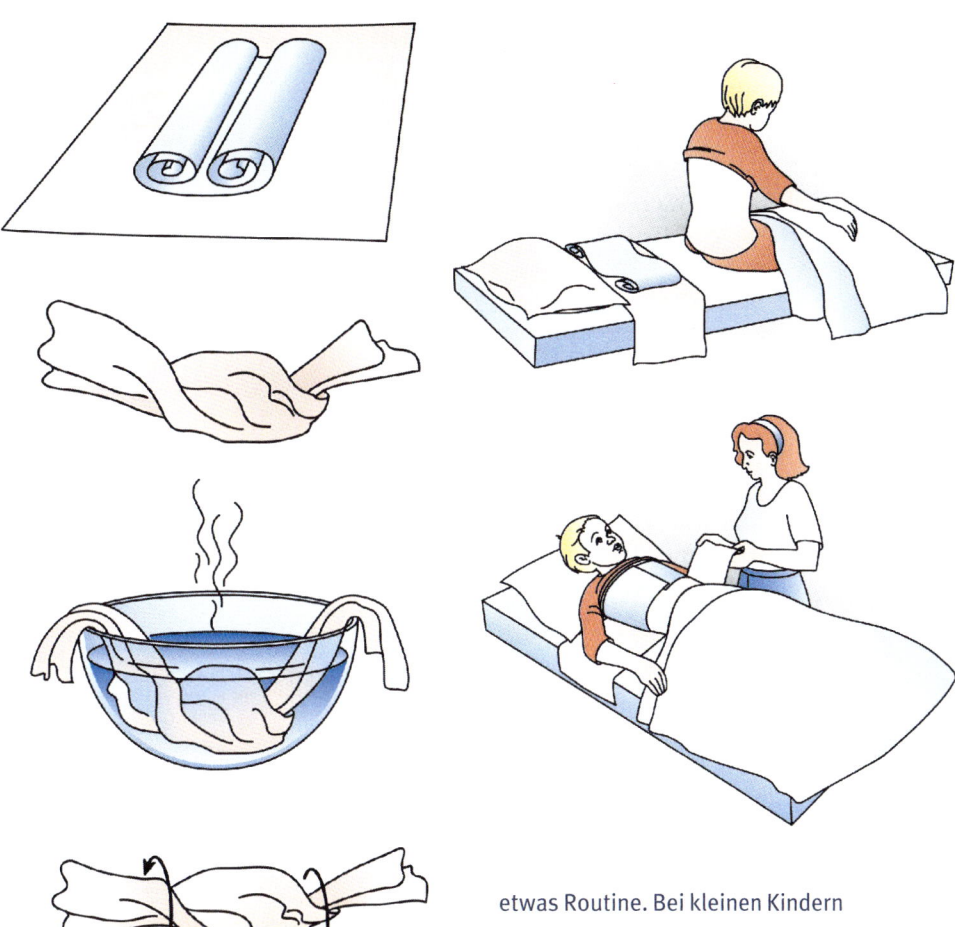

etwas Routine. Bei kleinen Kindern geht es einfacher zu zweit. Als Wickel-anfänger versuchen Sie es am besten zuerst mit einer Auflage, die in der Ausführung unkomplizierter ist.

Häufigkeit: 1-mal täglich
Abschließend: Den Wickel entfernen und die Haut gut abtrocknen. Warm eingepackt sollte Ihr Kind noch mindestens ½ Stunde nachruhen. Ein Nickerchen signalisiert einen vollen Wickelerfolg!
Tipp: Einen heißen Wickel rund-herum gut anzulegen, erfordert

Brustauflage mit Thymiantee

Ausführung: → *Brustwickel mit Thymiantee* (S. 107). Anstelle des Innentuches, das den ganzen Körper umschließt, verwenden Sie ein kleineres Innentuch, das nur den Brustbereich Ihres Kindes abdeckt. Das Außentuch wird wieder rundum gewickelt.

HEISSER ZITRONENWICKEL

Als Brustwickel oder Brustauflage

Bei: Husten, Bronchitis, Asthma, Keuchhusten

Als Halskompresse

Bei: Beginnender Halsentzündung, starker Verschleimung

Nicht bei: Kindern unter 3 Jahren, Überempfindlichkeit gegen Zitrusfrüchte.

Wirkung: Zitronensaft wirkt stark zusammenziehend, gewebestraffend, abschwellend und schleimlösend. Die ätherischen Öle der Schale haben einen fiebersenkenden, entzündungshemmenden und strukturierenden Effekt. Der frische fruchtige Duft weckt die Lebensgeister.

Material: ½ ungespritzte Zitrone, 1 Schüssel, 1 scharfes Messer, 1 Gabel, 1 Glas, 500 ml fast kochendes Wasser, 1 Innentuch aus Baumwolle, 1 Außentuch aus Wolle, z. B. Wollschal, 1 Wringtuch, z. B. großes Geschirrtuch oder Mullwindel, Heftpflaster oder Sicherheitsnadeln, 1 Wärmflasche

Vorbereitung: Sie legen die halbierte Zitrone in die Schüssel und übergießen sie mit dem heißen Wasser. Mit der Gabel stechen Sie die Zitrone an, halten sie fest und schneiden sie unter Wasser strahlenförmig ein. Unter Zuhilfenahme des Glases (Boden nach unten) lässt sie sich gut auspressen. Mit dieser Methode gehen ätherische Öle und Wirkstoffe ins Wasser über.

Ausführung: → Brustwickel mit Thymiantee (S. 108) oder → Halskompresse (s. Abb. S. 114)

Hinweis: Verwenden Sie auf jeden Fall eine unbehandelte Zitrone, möglichst aus kontrolliert biologischem Anbau, da chemische Rückstände oft Hautirritationen auslösen. Bei auftretendem Juckreiz entfernen Sie den Wickel sofort und waschen den Auflagebereich mit lauwarmem Wasser ab.

Auspressen der Zitrone unter Wasser

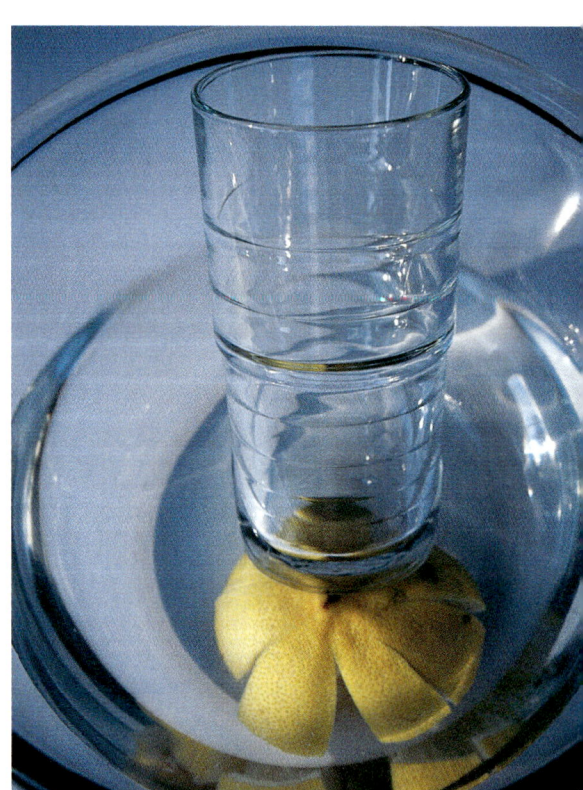

FEUCHT-HEISSE BAUCHAUFLAGE

Bei: Bauchschmerzen aufgrund von Blähungen oder Verstopfung, Dreimonatskoliken, Unruhe, Nervosität, Schlafstörungen

Nicht bei: Verdacht auf Blinddarmentzündung, Durchfallerkrankungen mit Fieber

Wirkung: Die feucht-heiße Wärme des Wassers wirkt durchblutungsfördernd, krampflösend und entspannend. Zusätze ergänzen die Heilwirkung:

→ *Kamillentee* (S. 143): beruhigend und schmerzlindernd,

→ *Melissentee* (S. 144): beruhigend, entkrampfend und schlaffördernd,

→ *Schafgarbentee* (S. 145): tonisierend und entzündungshemmend,

→ *Sauerklee-Essenz* (S. 123): krampflösend, bei seelischer Anspannung, Schock.

Material: 1 l kochendes Wasser oder Teezubereitung, 1 Innentuch aus Baumwolle, dreifache Auflagengröße, 1 Außentuch aus Wolle (z. B. Wollschal), 1 Wringtuch (z. B. großes Geschirrtuch oder Mullwindel), Heftpflaster oder Sicherheitsnadeln, 1 halb gefüllte Wärmflasche, 1 Paar Haushaltshandschuhe, 1 Kissen oder 1 Nackenrolle

Ausführung: Sie breiten im Bett Ihres Kindes das Außentuch in Höhe des unteren Rückens aus und wärmen mit den Wärmflaschen die Bettdecke und das Wickeltuch vor. Ihr Kind krabbelt ins warme Bett und legt sich mit dem Rücken auf das Tuch. Ein unter die Kniekehlen gelegtes Kissen oder eine Nackenrolle entspannt seine Bauchmuskulatur.

- Sie falten das Innentuch dreifach, weiter → *Brustwickel mit Thymiantee* (S. 108).
- Sie legen das ausgebreitete, heiße Innentuch vorsichtig auf den Bauch Ihres Kindes, schlagen das Außentuch darüber und befestigen es.
- Die Wärmflasche legen Sie nach Wunsch auf den Bauch oder an die Füße und decken Ihr Kind bis über die Schultern warm zu.

Dauer: Solange die Auflage als warm empfunden wird

Abschließend: Sie entfernen die Auflage, trocknen den Bauchbereich ab und lassen Ihr Kind noch ½ Stunde nachruhen. Das Innentuch spülen Sie aus und lassen die Wickeltücher trocknen.

Zeitpunkt: Bei auftretenden Beschwerden oder vor dem Zubettgehen

HEISSE KARTOFFELAUFLAGE

Als Brustauflage

Bei: Bronchitis, hartnäckigem Husten, quälendem Hustenreiz.

Als Halskompresse

(s. Abb. S. 114)

Bei: Halsschmerzen mit Schluckbeschwerden.

Nicht bei: Akuter Halsentzündung, dann kühlende Wickel bevorzugen.

Wirkung: Gekochte Kartoffeln bleiben sehr lange heiß. Ihre intensive, feuchte Wärme wirkt krampflösend und schmerzlindernd.

Material: Frisch gekochte Kartoffeln, Anzahl je nach der Größe der Auflage, 1 Innentuch aus dünnem Baumwollstoff (z. B. Geschirrtuch), 1 Außentuch aus Wolle (z. B. Wollschal), Heftpflaster oder Sicherheitsnadeln, 1 Brettchen.

Ausführung: Sie breiten das Innentuch aus und legen die heißen Kartoffeln in die Mitte. Die vier Seiten des Tuches schlagen Sie so nach innen, dass ein Päckchen in Auflagengröße entsteht. Sie verschließen dieses und zerdrücken die Kartoffeln mit dem Brettchen auf Fingerdicke.

Vorsicht! Die Kartoffelmasse ist unmittelbar nach der Zubereitung noch sehr heiß, es besteht Verbrennungsgefahr! Überprüfen Sie etwa $\frac{1}{2}$ Minute lang die Temperatur der Auflage an der zarten Haut Ihrer Handgelenkinnenseite, bevor Sie sie Ihrem Kind auflegen.

- Sie befestigen das Kartoffelpäckchen – die Seite mit nur einer Stoffschicht zeigt zur Haut – mit dem wollenen Außentuch an der benötigten Stelle. Falls die Auflage für Ihr Kind zu heiß sein

Kartoffelblüten   Kartoffelkäfer

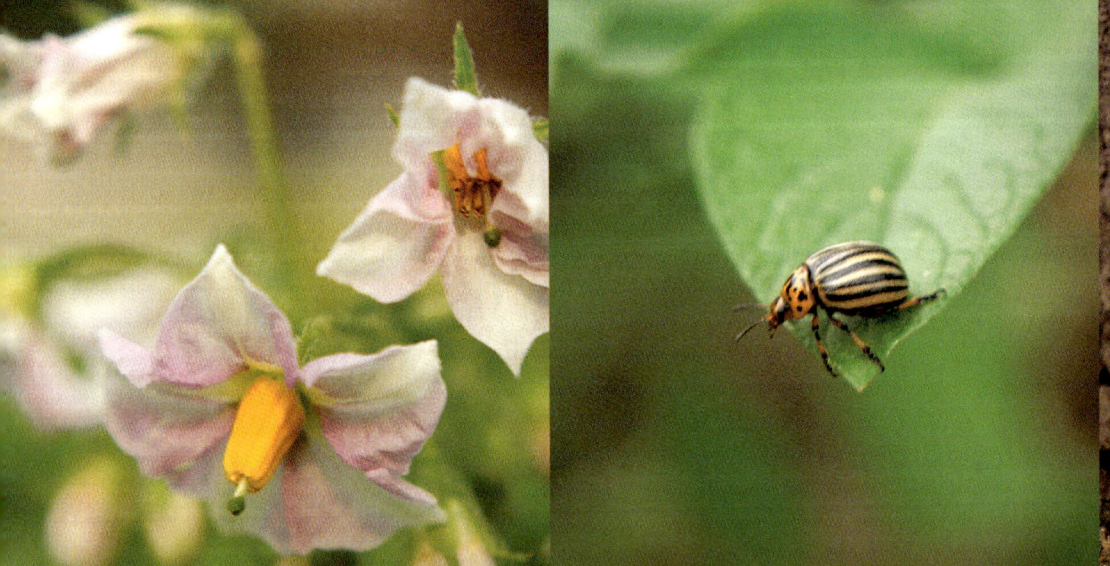

sollte, nehmen Sie das Päckchen noch einmal kurz weg.

Dauer: Solange die Temperatur als angenehm und warm empfunden wird.

Abschließend: Den Wickel abnehmen, die Auflagefläche eventuell einölen und gut warm halten. Lassen Sie Ihr Kind mindestens ½ Stunde nachruhen.

Die Kartoffelmasse kann nach der Anwendung keimbesiedelt sein und sollte deshalb nicht kompostiert werden. Das Innentuch waschen und das Außentuch auslüften lassen.

Häufigkeit: 1-mal täglich

Kartoffelernte

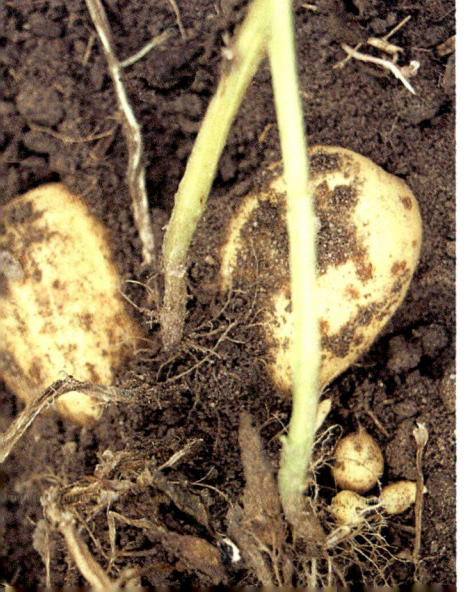

KOMPRESSE MIT EUKALYPTUSPASTE

Als Brust- oder Rückenauflage

Bei: Chronischer Bronchitis mit zähem Schleim, zur Ausheilung einer Lungenentzündung, Asthma (nur bei Atemschwierigkeiten, nicht beim akuten Anfall).

Als Halskompresse

Bei: Halsschmerzen, Halsentzündung, Lymphknotenschwellung im Halsbereich

Nicht bei: Säuglingen und Kleinkindern.

Wirkung: Ätherisches Eukalyptusöl hat eine sehr stark desinfizierende, krampflösende und schleimlösende Wirkung. In Verbindung mit weißer Tonerde und den Auszügen aus Belladonna und Apis entsteht eine entzündungshemmende, atemanregende und durchblutungsfördernde Paste, die Wärme lange speichern kann.

Material: Eucalyptus comp. Paste, WELEDA, 1 Innentuch aus dünner Baumwolle, 2–3 cm größer als die gewünschte Auflagenfläche, 1 Mullkompresse in gleicher Größe, 1 Außentuch (z. B. schmaler oder breiter Schal), 1 Topf mit heißem Wasser, 1 Messer zum Aufstreichen, Heftpflaster oder Sicherheitsnadeln zum Befestigen.

Ausführung: Sie erwärmen die geschlossene Tube 5–10 Minuten lang im heißen Wasserbad, damit der Inhalt warm und geschmeidig wird. Nun streichen Sie die Paste messerrückendick auf das Innentuch. Lassen Sie die äußeren Zentimeter frei, damit später das Außentuch nicht verschmutzt wird. Man kann das Pastentuch direkt auf die Haut auflegen, oder aber Sie bedecken die Paste mit einer Mullkompresse in entsprechender Größe. Das hat den Vorteil, dass die heiße Substanz nicht auf der Haut haftet und leicht entfernt werden kann, wenn sie als zu warm empfunden wird.

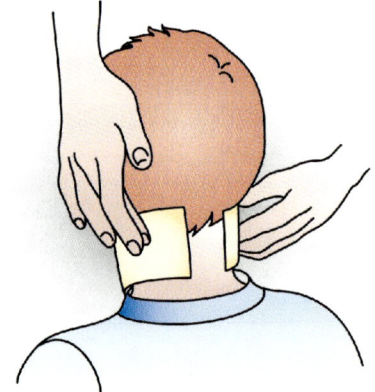

- Sie testen die Temperatur an der Innenseite Ihres Handgelenkes, legen das bestrichene Innentuch auf die benötigte Stelle. Mit dem Außentuch umwickeln Sie die Auflage und befestigen sie mit den Sicherheitsnadeln oder dem Pflaster.

- Für eine **Halskompresse** fertigen Sie ein längliches, mit *Eucalyptus comp. Paste*, WELEDA, bestrichenes Innentuch an. Es sollte fast um den Hals reichen, d. h. auch die Lymphknoten an den Seiten bedecken, den Wirbelsäulenbereich jedoch freilassen. Sie umwickeln die Kompresse mit dem schmalen Schal und schließen diesen seitlich am Hals mit einer Sicherheitsnadel.

Dauer: Mehrere Stunden oder über Nacht

Abschließend: Sie entfernen die Auflage und waschen und trocknen die behandelte Stelle ab. Ziehen Sie Ihrem Kind, um für genügend Nachwärme zu sorgen, einen warmen (Rollkragen-)Pulli an.

Zeitpunkt: Bei auftretenden Beschwerden oder vor dem Zubettgehen.

EUKALYPTUS

Fieberbaum, so wird der wuchsfreudige, wenig Schatten spendende
Eukalyptus-Baum auch noch genannt. Während der Kolonialzeit nutz-
ten ihn die Spanier zur Trockenlegung von malariaverseuchten Sümp-
fen. Für sein schnelles Wachstum benötigt der Eukalyptus sehr viel
Wasser. Damit entzog er der Malariafliege den Lebensraum und sorgte
so für den Rückgang der von ihr ausgelösten fiebrigen Erkrankung.

Das Ursprungsland des Eukalyptus ist Australien. Der Koalabär,
Australiens Wappentier, ernährt sich fast ausschließlich von seinen
Blättern und ist dabei auch noch wählerisch: Nur zwanzig der sechs-
hundert verschiedenen Eukalyptusarten sind dem kleinen Gourmet
angenehm.

Die Blätter des über sechzig Meter hoch werdenden Baumes sind
blaugrünlich, dick und ledrig. Je nach Art können sie bis zu dreißig
Zentimeter lang werden und duften äußerst aromatisch. Intensiver
sogar als die weiß-, rot- oder lilafarbenen Blüten, die zuerst in einer
harten Kapsel heranreifen. Zur Blütezeit wird der Deckel abgewor-
fen, und eine Vielzahl von Staubgefäßen, einem Staubwedel gleich,
erscheint.

Nicht jede Eukalyptusart hat den typisch medizinischen Geruch.
Der Eucalyptus citriodora z. B. duftet nach Zitrone. Das uns bekannte

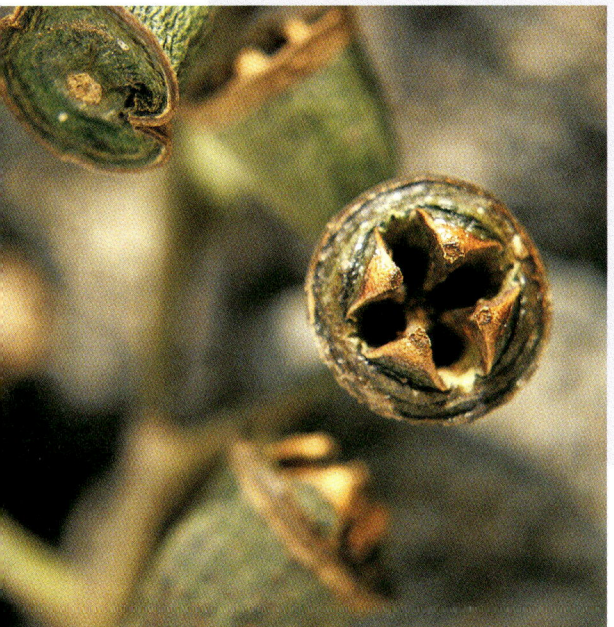

Eukalyptusöl wird durch
Wasserdampfdestillation aus
Ästen und Blättern des Eucalyptus globulus gewonnen.
Es ist ein äußerst starkes Öl
und wird bei Atem- und
Harnwegserkrankungen als
bewährtes Heilmittel ein-
gesetzt.

Temperierte Wickel, Auflagen und Kompressen

TEMPERIERTE AUFLAGE MIT QUARK

Als Brustauflage

Bei: Reizhusten, stark verschleimten Bronchien, Bronchitis, als Begleittherapie bei Lungenentzündung.

Als Halskompresse (S. 114)

Bei: Leichten, kratzenden Halsschmerzen mit Schluckbeschwerden

Nicht bei: Milcheiweißkontaktallergie

Wirkung: Kommt Quark mit der Haut in Kontakt, setzt sich der Milchsäureprozess fort. Entzündungsstoffe werden durch das saure Milieu aufgenommen und gebunden. Deshalb wirkt Quark ausleitend, schleimlösend und hustenreizlindernd.

Material: 100–250 g Magerquark ohne Zusätze oder Bindemittel, 1 Innentuch (z. B. 2 Mullkompressen oder dünner Baumwollstoff) Größe der Auflage: von den Rippenbögen bis zum Halsansatz und von Flanke zu Flanke, 1 saugfähiges Zwischentuch (z. B. Frottee oder Heilwolle, um das Außentuch zu schützen: Quark filzt), 1 Außentuch zum Befestigen (z. B. Wollschal), 1 Messer, 2 Wärmflaschen, 1–2 Sicherheitsnadeln.

Ausführung: Sie streichen den Quark einen Zentimeter dick auf den mittleren Teil des Stoffes. Das untere und obere Stoffteil schlagen Sie ein und bedecken damit den Quark. Das fertige Päckchen erwärmen Sie zwischen den Wärmflaschen. Diese dürfen nicht zu heiß sein, sonst stockt der Quark.

- Sie legen das Außentuch oder den Wollschal in Brusthöhe quer über das Bett, und Ihr Kind legt sich darauf. Das handwarme Quarkpäckchen legen Sie mit der einfachen Stoffseite auf seine Brust und decken es faltenfrei mit dem Zwischentuch oder einer Schicht Heilwolle ab. Die links und rechts überstehenden Seiten des Außentuches schlagen Sie ebenfalls darüber und befestigen sie mit ein oder zwei Sicherheitsnadeln. Decken Sie Ihr Kind bis über die Schultern warm zu.

Vorsicht! Bei Fieber nur leicht zudecken, um einen Hitzestau zu vermeiden.

Dauer: 3–10 Stunden oder bis der Quark eingetrocknet ist. Ihr Kind darf dabei nicht frieren. Wenn ihm der Wickel unangenehm wird, nehmen Sie ihn ab.

Abschließend: Sie reiben Ihr Kind mit einem feuchten Waschlappen ab und rubbeln es trocken. Mit einer frisch befüllten Wärmflasche und gut eingepackt sollte es noch mindestens ½ Stunde nachruhen.

- Den Quark aus dem Innentuch schütteln und entsorgen. Quark bindet Keime, die nicht auf den Kompost gelangen sollten. Wenn das Außentuch trocken geblieben ist, reicht Lüften aus. Das Innentuch geben Sie zur Wäsche.

Tipp: Auch wenn Sie die Quarkauflage anwärmen, wird sie sich feuchtkühl anfühlen. Am besten bereiten Sie Ihr Kind darauf vor. Bei etwas Wickelroutine können Sie natürlich auch einen «Rundum»-Brustwickel mit Quark machen.

Temperierter Brustwickel mit Quark

Zutaten: 500 g Magerquark
Zusätzlich: 1 Molton- oder 1 dickes Frotteetuch als Bettschutz
Ausführung: Sie bereiten den Wickel wie beschrieben vor und legen ihn zirkulär, d. h. um den Rücken und die Brust Ihres Kindes an (S. 108).

ÖLKOMPRESSEN

Der himmlische Duft nach Sommer, Blüten, Blättern und Gewürzen gibt diesen Anwendungen eine besondere Note. Das sonnenwarme Hautgefühl macht sie gerade bei Kindern sehr beliebt.

In der Tabelle finden Sie bewährte ätherische Ölmischungen und zwei Basisöle mit ihren Anwendungsmöglichkeiten.

Fertige 10-%-Ölmischungen bekommen Sie in Ihrer Apotheke. Sie können sie dort auch auf 2 % verdünnen und in eine Tropfflasche abfüllen lassen. Bitten Sie um einen öldurchgängigen Tropfaufsatz, sonst bekommen Sie das Öl später nicht aus der Flasche. Sie können Ihre Mischung auch mit hochwertigem, nativem Oliven-, Sonnenblumen- oder Sesamöl selbst herstellen.

Die Sonnenblume – ein guter Öllieferant

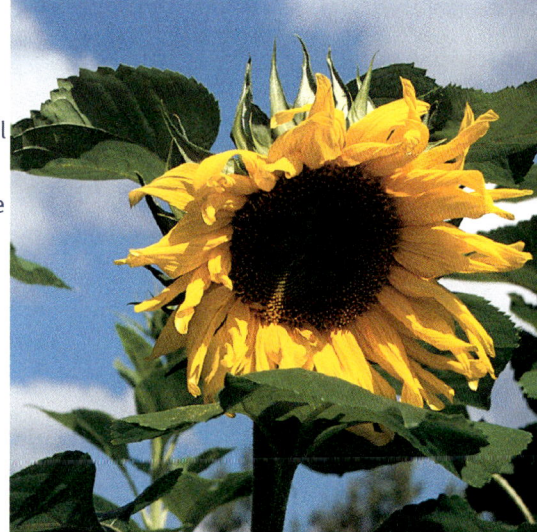

Ätherische Öle für Kompressen

Ätherisches Öl	Anwendungsgebiete	Dosierung	Auflagenbereich
Eukalyptusöl	Akute und chronische Blasenentzündung, nervöse Reizblase, Einnässen, Erkältung mit Husten bei Kindern nach dem 1. Lebensjahr	2 %	Bereich der Harnblase Brust
Johanniskraut-öl	Nervenreizungen oder -verletzungen, schlecht heilende Wunden, Verspannungen der Muskulatur, Bettnässen	pur	Wundgebiet Bereich der Harnblase
Kamillenöl	Krämpfe im Magen-Darm-Bereich, nervöse Unruhe in der Nacht, krampfartige Unterleibs-schmerzen bei pubertierenden Mädchen	2 %	Bauch Unterleib
Kümmelöl	Blähungen, Dreimonatskoliken	2 %	Bauch
Lavendelöl	Husten, Bronchitis, Erkältung, Nervosität, Unruhe, Schlafstörungen	2 %	Brust Bauch
Melissenöl	Erkältung, Husten, Bronchitis, Erschöpfung, Bauchkrämpfe, Menstruationsbeschwerden	2 %	Brust Bauch Unterleib
Olivenöl, nativ	Entkrampfende, lösende und wärmende Wirkung, bei Unverträglichkeit von ätheri-schen Ölen, bei Säuglingen	pur	Brust oder Bauch
Sesamöl, gereift	Durchwärmung, Blähungen beim Säugling	pur	Bauch

Vorsicht bei Allergikern und Asthmatikern!

Wenn Sie nicht wissen, wie Ihr Kind auf ein ätherisches Öl reagiert, sollten Sie die Verträglichkeit erst testen. Geben Sie dazu einen Tropfen des Gemisches auf die Haut der Ellenbeuge, verreiben es leicht und beobachten 24 Stunden die Reaktion. Bei einer Rötung oder auftretendem Juckreiz ist die gewählte Mischung nicht geeignet.
Wenden Sie ätherische Öle nie unverdünnt an.

Nicht bei: bekannten Unverträglichkeiten, Abneigung gegen den Geruch

Material: ätherische Ölmischung nach Bedarf, 1 Innentuch aus Baumwolle oder Leinen (ca. 10 x 10 cm), 1 Zwischentuch (in Gaze eingeschlagene Baumwollwatte, ca. 15 x 15 cm, Heilwolle oder 1 Flockenwindel), 1 Außentuch aus Wolle (z. B. Schal oder eng anliegendes Kleidungsstück), 2 Wärmflaschen, Alufolie oder Butterbrotpapier (ca. 30 x 30 cm), 1 Schraubglas zum Aufbewahren des Öltuches

Ausführung: Sie beträufeln das Innentuch mit ca. 30 – 40 Tropfen des Ölgemisches und wickeln es in Butterbrotpapier oder Alufolie ein. Zusammen mit dem Wattepäckchen erwärmen Sie es zwischen den Wärmflaschen (gut einpacken, die Wärmflaschen nehmen sonst den Geruch des Öles an).

● Sie legen das warme, ölgetränkte Tuch Ihrem Kind auf die Brust, den Bauch oder den Unterleib und bedecken es mit dem Zwischentuch. Als letzte Lage wird die gesamte Körperpartie mit dem Außentuch rundherum eingewickelt. Sie können Ihrem Kind alternativ auch ein eng sitzendes Kleidungsstück überziehen.

Dauer: bis zu mehreren Stunden
Häufigkeit: 1-mal täglich
Abschließend: Sie nehmen den Wickel ab und bewahren das Öltuch bis zur nächsten Anwendung in einem Schraubglas auf. Es kann, jeweils mit frischem Öl betropft, noch 4- bis 5-mal verwendet werden.

● Schützen Sie Ihr Kind mit ausreichender Kleidung vor Kälte und Zugluft.

Tipp: Benutzen Sie zum Anwärmen keine Mikrowelle. Dadurch würden wichtige natürliche Wirkstoffe zerstört.

BIENENWACHSAUFLAGE
Als Brustauflage

Bei: Erkältungen, zur Erkältungsvorbeugung, Husten, Bronchitis mit schmerzhaftem Hustenreiz, Einschlafstörungen.

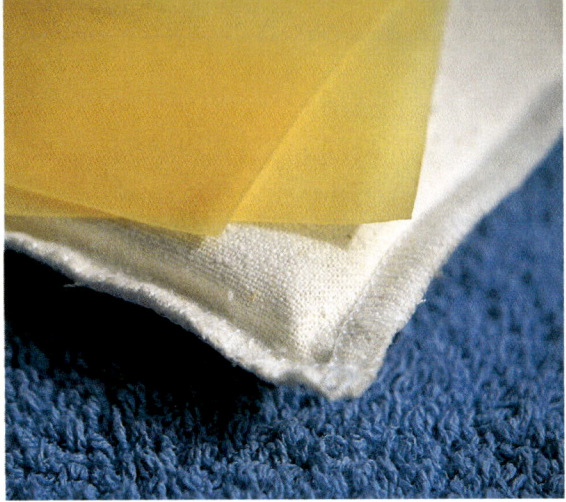

Als Blasenauflage

Bei: Blasenentzündung

Nicht bei: Reizempfindlicher Haut (bei Rötung abnehmen), bekannter Allergie gegen Bienenprodukte

Auch bei: Säuglingen und Kleinkindern.

Wirkung: Bienenwachsauflagen spenden eine milde, trockene und lang anhaltende Wärme, die reizlindernd, lösend und beruhigend wirkt. Bei Kindern ist dieses mollig warme «Bienenwachs-Kuschelkissen» sehr beliebt.

Hinweis: Für eine Bienenwachsauflage wird ein Stück Stoff mit Wachs getränkt. Wir raten Ihnen ab, sie beispielsweise aus Kerzenresten selbst anzufertigen. Herkömmliches Bienenwachs enthält meistens viele Rückstände und Schadstoffe.

- Hochwertige, naturreine Wachsauflagen können Sie bei der Firma WACHSWERK (s. Adressen S. 148) beziehen. Dort gibt es auch ein komplettes Bienenwachs-Auflagen-Set mit zwei hauchdünnen bienenwachsgetränkten Seidenauflagen und einem kleinen, mit Rohwolle gefüllten Seidenkissen.

Material: 1 Bienenwachsauflage auf Pergamentpapier, 1 mit Rohwolle gefülltes Seidenkissen o. Ä., eng anliegende Unterwäsche.

Ausführung: Sie erwärmen die auf dem Papier und dem Seidenkissen

Bienenwachsauflagen –
schon für die ganz Kleinen

liegende Bienenwachsauflage vorsichtig mit einem Föhn. Wenn sie warm und angenehm weich geworden ist, nehmen Sie sie vom Papier ab und legen sie, nach einem kurzen Wärmetest an Ihrer Wange, Ihrem Kind direkt auf die Haut. Sie bedecken die Auflage zügig mit dem Seidenkissen und «befestigen» sie mit der Unterwäsche.

Tipp: Bei kleinen Kindern halbieren Sie die Auflage.

Dauer: Mehrere Stunden, auch über Nacht.

Abschließend: Sie entfernen die Auflage und halten Ihr Kind weiterhin warm.

- Die Bienenwachsauflage streichen Sie glatt und legen sie auf das Papier zurück. Sie kann, solange sie aromatisch riecht und nicht bröckelt, verwendet werden.

BIENENWACHS

Auf der ganzen Welt bauen Bienen ihre Waben nach dem exakt gleichen Prinzip: Bei minimalem Materialverbrauch und Gewicht entsteht eine Wabenkonstruktion von enormer Stabilität und Festigkeit. Perfekt in Form und Konstruktion, sind sie Vorbild für Architekten und Ingenieure. Die Wände stehen immer genau senkrecht, während die einzelnen, sechseckigen Zellen leicht nach oben ausgerichtet sind, sodass der kostbare Honig nicht herausfließen kann.

Werden die Bienen artgerecht gehalten, bekommen sie für den Bau ihrer Waben nur einen Anfangsstreifen aus kontrollierten Wachserzeugnissen zum Naturwabenbau. Gerade im Wachs können sich Schadstoffe besonders gut anreichern. Wenn Sie die heilende Wirkung des Bienenwachses nutzen möchten, achten Sie auf seine Herkunft!

Kühle Wickel, Auflagen und Kompressen

KÜHLE QUARKAUFLAGE

Als Halskompresse

Bei: Akuten Halsschmerzen mit stark gerötetem Rachenraum, geschwollenen Lymphknoten.

Als Auflage

Bei: Leichtem Sonnenbrand, Insektenstichen, Neurodermitis, Ekzemen, Akne, Prellungen, Quetschungen, Zerrungen und Verstauchungen.
Nicht bei: Milcheiweiß-Kontaktallergie.
Wirkung: Kühlend, abschwellend und schmerzlindernd.

Material: Speisequark in Zimmertemperatur, ca. 24° C, 1 Innentuch aus dünner Baumwolle oder 1 Mullkompresse (doppelt so groß wie die gewünschte Auflagefläche), 1 Unterlegtuch aus saugfähigem Material (z. B. Handtuch) bzw. 1 saugfähiges Außentuch aus Baumwolle beim Halswickel, 1 Messer, 1 Mullbinde oder 1 Sicherheitsnadel.

Ausführung: Für eine *Auflage* streichen Sie den zimmerwarmen Quark mit dem Messer fingerdick auf den mittleren Teil des Innentuches und schlagen die Seiten darüber ein. Dieses Päckchen legen Sie so auf die zu behandelnde Stelle, dass sich zwischen Quark und Haut nur eine Stoffschicht befindet. Befestigen Sie die Auflage, falls nötig, mit einer Mullbinde. Mit einem untergelegten Tuch fangen Sie die sich absondernde Molke auf.

- Für eine *Halskompresse* fertigen Sie ein längliches, dünn mit Quark bestrichenes Päckchen an. Es sollte fast um den Hals reichen, d. h. auch die Lymphknoten an den Seiten bedecken, den Wirbelsäulenbereich jedoch freilassen. Sie umwickeln es mit dem Außentuch und befestigen dieses seitlich mit einer Sicherheitsnadel (s. Abb. S. 114).

Dauer: Solange der kühlende Effekt angenehm ist. Entfernen, wenn die Kompresse warm wird.

Abschließend: Sie nehmen die Auflage ab, waschen die Haut mit einem feuchten Waschlappen ab und tupfen sie vorsichtig trocken. Nach einer Halskompresse schützen Sie den Hals Ihres Kindes mit einem leichten Halstuch.

- Den Quark aus dem Innentuch schütteln und entsorgen. Quark bindet Keime, die nicht auf den Kompost gelangen sollten.

Häufigkeit: Bei akuten Prozessen in kurzen Abständen, ansonsten 1- bis 2-mal pro Tag.

FEUCHT-KÜHLE KOMPRESSEN MIT TEES UND ESSENZEN

Schnell gemacht, einfach in der Anwendung und ausgesprochen wirkungsvoll: Das zeichnet die feucht-kühlen Auflagen und Kompressen aus. Am besten haben Sie Ihre «Favoriten» griffbereit zu Hause, um sie bei Bedarf gleich einsetzen zu können.

Wirkungsvolle Zusätze für kühle Kompressen

Zusatz	Anwendungsgebiete	Dosierung
Ackerschachtelhalm-tee (= Zinnkraut)	Schlecht heilende Wunden, Neurodermitis	1 EL auf ½ l Wasser, 20–30 Minuten kochen lassen
Arnika-Essenz, WELEDA, WALA	Zerrungen, Quetschungen, Prellungen, Blutergüsse, Kopfschmerzen, begleitend bei Gehirnerschütterung	1 EL auf ¼ l Wasser
Calendula-Essenz, WELEDA, WALA	Abschürfungen, oberflächige, entzündete Wunden, verzögerte Wundheilung, Lösen von Wundkrusten	1–2 TL auf ¼ l abgekochtes Wasser
Combudoron-Essenz, WELEDA	Verbrennungen, Verbrühungen, Sonnenbrand, Insektenstiche	1 Teil Essenz mit 9 Teilen Wasser
Eichenrinde	Nässendes, juckendes Ekzem, Neurodermitis, Akne	1 TL auf ¼ l Wasser, beides zusammen aufkochen, 15–20 Minuten ziehen lassen
Hamamelis-Essenz, WELEDA, WALA	Schürfwunden, nässend-entzündliches Ekzem, Neurodermitis, Akne	1–2 TL auf ¼ l abgekochtes Wasser
Schwarztee	Nässendes, juckendes Ekzem, Neurodermitis	1–2 TL auf ¼ l Wasser, 10 Minuten ziehen lassen
Oxalis-Essenz, WELEDA	Nervös oder seelisch bedingte Bauchkrämpfe, Verstopfungs-neigung, Menstruations-beschwerden	1–2 TL auf ¼ l abgekochtes Wasser
Stiefmütterchentee	Trockene Hautirritationen, nässend-entzündliches Ekzem, Hautjucken, Milchschorf	1–2 TL auf ¼ l Wasser, 5–10 Minuten ziehen lassen
Symphytum-Essenz, WELEDA	Prellungen, Quetschungen, Zerrungen, Verstauchungen, Knochenbrüche	1 EL auf ¼ l Wasser Nur bei intakter Haut anwenden!

Material: Verdünnte Essenz bzw. frisch gekochter, abgekühlter Tee, 1 Innentuch aus Leinen oder Baumwolle (z. B. Geschirrtuch, 2 bis 4fach gefaltet), 1 Unterlegtuch aus saugfähigem Material (z. B. Handtuch), evtl. Mullbinde zum Befestigen.

Ausführung: Sie legen das Unterlegtuch als Nässeschutz unter die zu behandelnde Stelle. Nun tauchen Sie das Innentuch in die Flüssigkeit, wringen es aus, legen es auf und befestigen es, falls nötig, mit der Mullbinde.

- Wenn die Kompressen warm werden, erneuern Sie sie. Größere Kinder können dies gut selbst übernehmen.

Häufigkeit: Einmal bis mehrmals täglich, über ½ Stunde

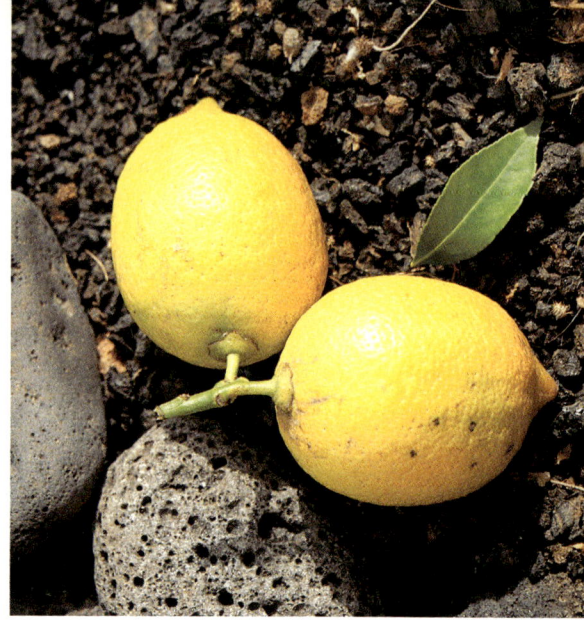

Zitrone wirkt auch abschwellend

KÜHLE AUFLAGE MIT ZITRONENSCHEIBEN

Als Halskompresse

Bei: Halsschmerzen, bei denen Kühlung gut tut, → Tipp (S. 49), Rachenentzündung, Mandelentzündung.

Als Fußsohlenauflage

Bei: Kopfschmerzen, Fieber
Nicht bei: Überempfindlichkeit gegen Zitrusfrüchte
Wirkung: Zitronensaft wirkt

zusammenziehend, gewebestraffend, abschwellend und schleimlösend. Die ätherischen Öle der Schale haben einen fiebersenkenden, entzündungshemmenden und strukturierenden Effekt. Der frische, fruchtig-herbe Duft weckt die Lebensgeister.

Material: 1 ungespritzte Zitrone, 1 scharfes Messer, 1 Brettchen, Heftpflaster oder Sicherheitsnadeln.

- Für die *Halskompresse*: 1 Innentuch aus Baumwolle (kürzer als der Halsumfang), 1 Außentuch (z. B. schmaler Wollschal)
- Für die *Fußsohlenauflage*: 2 Innentücher aus Baumwolle, 1 Paar Baumwollsocken, Mullbinden

Ausführung: Sie waschen die Zitrone, schneiden sie in dünne Scheiben und legen diese nebeneinander in die Mitte des Innentuches. Den oberen und unteren Tuchrand schlagen Sie darüber ein und drücken nun mit dem Handballen auf die Zitronenscheiben, bis Saft austritt.

- – Das fertige Päckchen legen Sie so auf die zu behandelnde Stelle, dass sich zwischen Zitronenscheiben und Haut nur eine Stoffschicht befindet.

- Für eine *Halskompresse* fertigen Sie ein längliches Päckchen an. Es sollte fast um den Hals reichen, d. h. auch die Lymphknoten an den Seiten bedecken, den Halswirbelsäulenbereich jedoch freilassen (s. Abb. S. 114). Sie umwickeln es mit dem Außentuch und verschließen es seitlich am Hals mit einer Sicherheitsnadel.

- Für eine *Fußsohlenauflage* bereiten Sie zwei Zitronenscheibenpäckchen in der Länge der Kinderfüße an. Sie umwickeln sie mit einer Mullbinde und ziehen Socken darüber.

Hinweis: Bei auftretendem Juckreiz entfernen Sie den Wickel sofort und waschen die Haut mit lauwarmem Wasser ab. Verwenden Sie nur unbehandelte Zitronen, möglichst aus kontrolliert biologischem Anbau, da Rückstände chemischer Spritzmittel Hautirritationen auslösen können.

Dauer:

Halskompresse: ½ bis 1 Stunde
Fußsohlenauflage: nach ¼ Stunde entfernen und noch einmal wiederholen

Häufigkeit: 1-mal am Tag, bei Fieber öfter.

Tipp: Bei Kindern mit empfindlicher Haut verwenden Sie den Saft einer halben Zitrone verdünnt in ½ l Wasser.

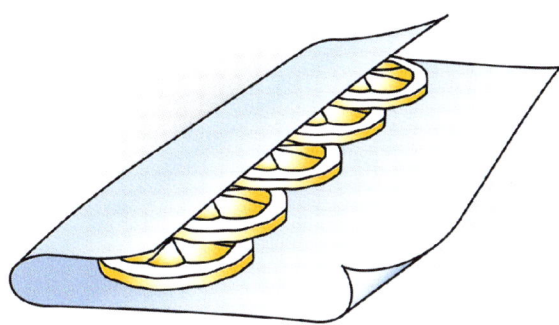

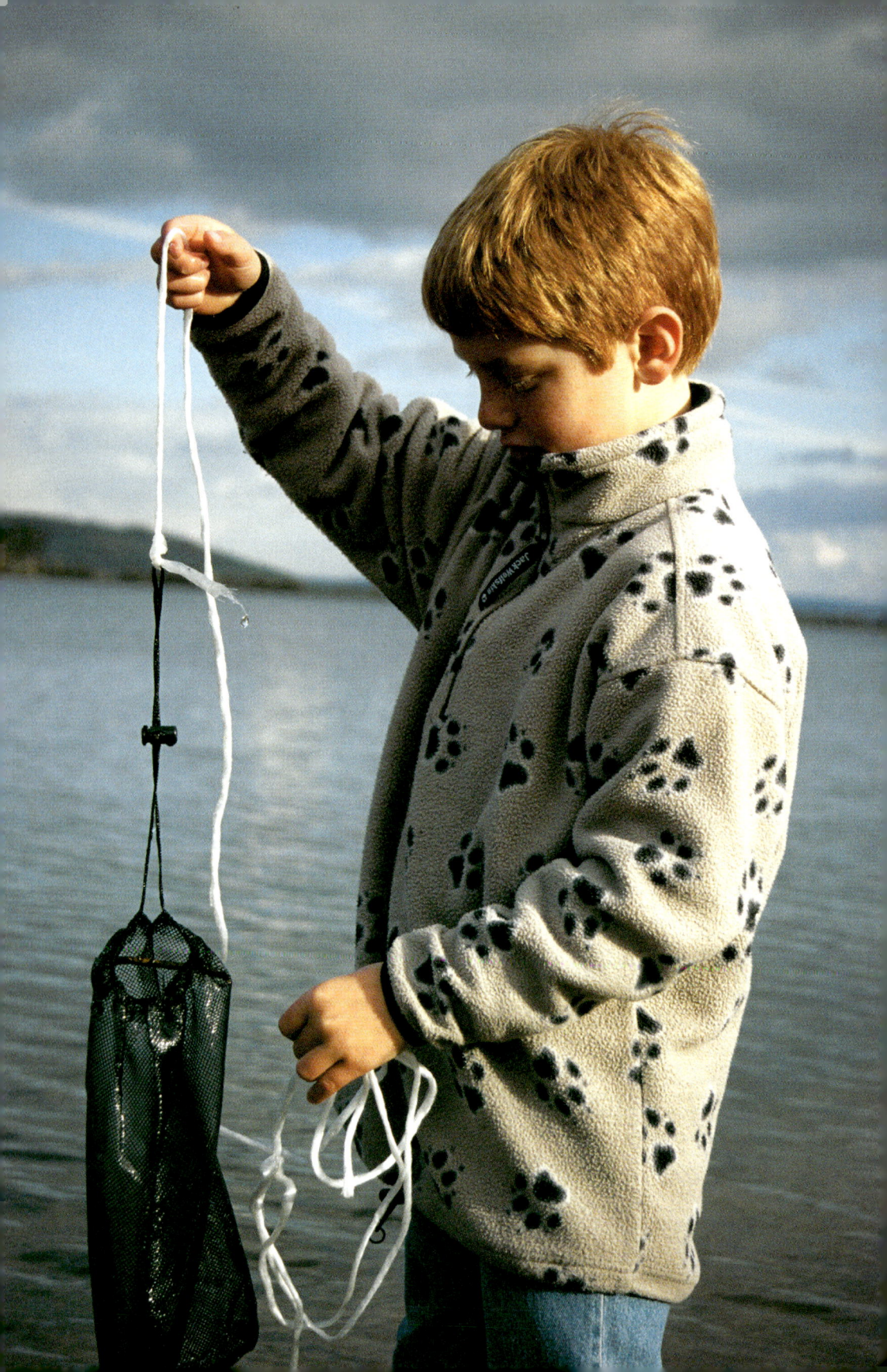

Kapitel 3 |
Lebenselixier
Wasser

Wasser ist das Urelement alles Lebendigen.

Unsere ersten Erfahrungen mit dem nassen Element

sind Wärme, Leichtigkeit, Schutz und Geborgenheit:

Bereits vorgeburtlich ist das Fruchtwasser

Gestalter und Träger des Lebens.

Kein Wunder also, dass das feuchte Nass auf die meisten Kinder einen starken Reiz ausübt. Wasser in all seinen Erscheinungsformen zieht sie magisch an: Da werden Rinnsale gestaut, Gummistiefel auf ihre «Tiefseefähigkeit» erprobt, Füße in den eiskalten Bach gehalten, bis sie krebsrot sind, Spritzorgien im Badezimmer veranstaltet ...

Machen Sie sich diese Begeisterung Ihres Kindes bei heilenden Wasseranwendungen zunutze. Sie werden sehen, dass es auch an der ruhigen und stillen Atmosphäre, die man bei Wasseranwendungen schaffen kann, Gefallen finden wird.

Kinder sind kleine Genießer, die unmittelbar und intensiv Sinneseindrücke erleben. Das Gefühl des warmen Wassers, das die Haut sanft umspült, der wunderbare Duft eines ätherischen Öles als Badezusatz, Ihre liebevolle Zuwendung sind Elemente, die die Selbstheilungskräfte des Organismus kräftig anregen.

Ganz gleich, ob Sie einen Kräuteraufguss, eine Bademilch oder eine ätherische Ölmischung bevorzugen: Verwenden Sie ausschließlich Produkte ohne künstliche Duft- und Farbstoffe und chemische Zusätze wie synthetische Emulgatoren und Konservierungsmittel.

Öldispersionsbad

Wasser und Öl stoßen sich normalerweise ab und verbinden sich nicht. Eine besondere Methode, Öle ohne chemische Zusätze mit Wasser zu mischen, ist das *Öldispersions-* oder auch *JUNGEBAD*. Diese balneologische Spezialität ist ein wesentliches Element der anthroposophisch erweiterten Medizin und kommt bei unterschiedlichsten Erkrankungen zum Einsatz. Aber auch zu Hause im eigenen Badezimmer lässt sich das

JUNGEBAD zur Gesundheitspflege der ganzen Familie anwenden.

Ein kleiner, mundgeblasener Glasapparat wird ohne großen Aufwand an den Duschschlauch der Badewanne angeschlossen. Durch einen Glaszylinder, in den ätherisches Badeöl gefüllt wird, wirbelt das Wasser, wird dabei vernebelt und in feinsten Tröpfchen vom ausströmenden Öl umschlossen. Das Öl erfährt dadurch eine tausendfache Oberflächenvergrößerung und legt sich als wärmende Hülle um den Körper. Je nach Substanz entfaltet es so seine spezielle Wirkung. Durch diese Methode werden nachweislich zwei- bis dreimal mehr Inhaltsstoffe vom Organismus aufgenommen als durch ein herkömmliches Ölbad.

Die speziellen Ölzubereitungen auf Olivenölbasis sowie weiterführende Informationen erhalten Sie bei der Fa. JUNGEBAD (s. Adressen S. 148). Dort können Sie ein solches Bad auch «am eigenen Leibe» erleben und in Seminaren Kenntnisse und Erfahrungen sammeln.

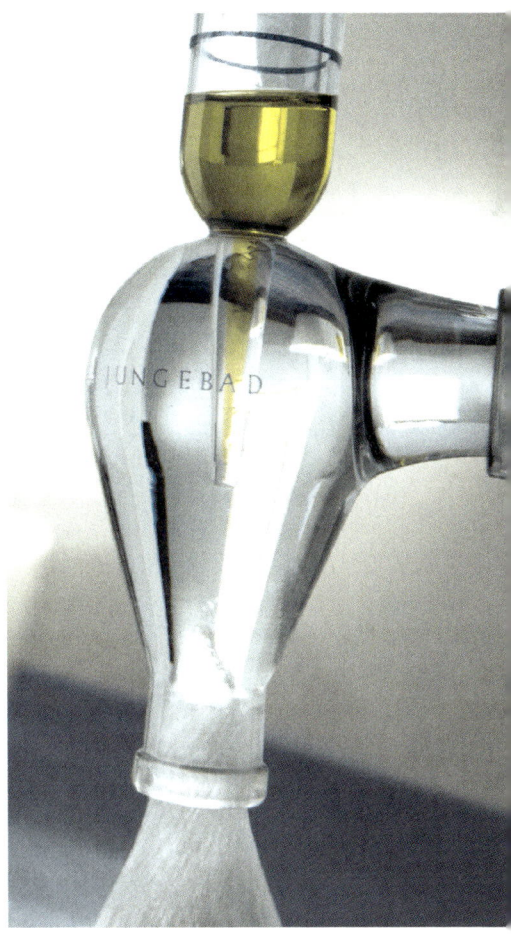

Heilkräftige Badezusätze

Anwendungsgebiet	Heilpflanze	Ölzubereitungen Jungebad
Appetitlosigkeit	Melisse	Melissa ex herba
Asthma	Basilikum Tabak	Basilicum aetherum Nicotiana e foliae
Bettnässen	Johanniskraut	Hypericum ex herba
Blähungen	Anis Fenchel Kümmel Lavendel	Anisum aetherum Foeniculum aetherum Carum carvi aetherum Lavandula aetherum
Bronchitis	Anis Basilikum	Anis aetherum Basilicum aetherum
Entzündungen der Haut	Rose-Zinnkraut Ringelblumenöl	Rosa-Equisetum Calendula e floribus
Magen-, Darmkrämpfe	Basilikum Kamille Lavendel	Basilicum aetherum Chamomilla e floribus Lavandula aetherum
Neurodermitis	Birkenrinde Schachtelhalm Rose-Zinnkraut	Betula alleghianiensis aetherum Equisetum ex herba Rosa-Equisetum
Schlafstörungen	Johanniskraut Passionsblume Lavendel Baldrian	Hypericum ex herba Passiflora ex herba Lavandula aetherum Valeriana aetherum
Unruhezustände	Lavendel Passionsblume Baldrian	Lavandula aetherum Passiflora ex herba Valeriana aetherum
Windeldermatitis	Ringelblumenöl Rose-Zinnkraut	Calendula e floribus Rosa-Equisetum

Ganzkörperwaschung

Sie eignet sich sowohl für gesunde als auch für kranke Kinder und ist von nicht zu unterschätzendem Wert für die körpereigene Wärmeregulation.

Bei: Abwehrschwäche, zur schonenden Senkung von Fieber, Rekonvaleszenz, Erschöpfung, Einschlafstörungen

Nicht bei: Kindern unter einem Jahr, Frösteln bei Fieber, kalten Händen und Füßen, niedriger Körpertemperatur

Wirkung: Ganzkörperwaschungen beleben, fördern die Durchblutung, regen den Kreislauf an und wirken stabilisierend auf das vegetative Nervensystem.

Material: 1 Waschlappen für das Gesicht, 1 Naturschwamm oder 1 Waschlappen für den Körper, 1 Schüssel mit temperiertem Wasser, ca. 25° C. Bei zunehmender Gewöhnung auch kälter, bei Fieber 5° C bis max. 10° C unter Körpertemperatur. Bei Bedarf den Saft einer halben Zitrone oder eine Tasse *Lavendeltee* (S. 143) als Zusatz.

Ausführung: Sie beginnen mit dem rechten Arm Ihres Kindes und waschen ihn zügig vom Handrücken außen entlang bis hoch zur Schulter, zurück bis zur Hand und an der Innenseite wieder hoch bis zur Achselhöhle. Verfahren Sie ebenso mit dem linken Arm.

Bauch, Brust, Hals und Rücken reiben Sie mit kreisenden Bewegungen ab. Weiter geht es mit den Beinen: Sie waschen das rechte Bein vom Fußrücken außen hoch bis zur Hüfte, innen am Bein entlang zurück bis zum Fuß und an der Rückseite wieder hoch bis zum Po. Jetzt ist das linke Bein an der Reihe. Anschließend reiben Sie die Fußsohlen Ihres Kindes ab. Als Letztes wird, mit dem zweiten Waschlappen, das Gesicht erfrischt.

Tipp: Sie waschen Ihr krankes Kind etappenweise, trocknen es ab und decken jedes bereits gewaschene Körperteil sofort wieder zu.

Dauer: Max. 10 Minuten

Abschließend: Ist Ihr Kind gesund, trocknen sie es zur Aktivierung der eigenen Körperwärme nicht ab. Durch Bewegung oder bei einer Kuschelrunde im Bett wird ihm wieder wohlig warm.

Darmeinlauf

Von einem Einlauf spricht man, wenn Flüssigkeit über den After in den Darm eingebracht wird. Bei Mengen bis zu 200 ml spricht man auch von einem Klistier.

Bei: Fieber, Kopfschmerzen, Erbrechen, Durchfall, Verstopfung

Nicht bei: Akuten Bauchschmerzen, Bauchschmerzen unklarer Ursache

Wirkung: Ein Darmeinlauf wirkt reinigend und entlastend. Zusätzlich senkt er bei Fieber die Körpertemperatur, bei Durchfall und Erbrechen beugt er zu starkem Flüssigkeitsverlust vor, weil der Körper über die Darmschleimhaut Flüssigkeit resorbieren und so den Kreislauf stabilisieren kann.

Material: 1 Gummiklistier, bei älteren Kindern 1 Irrigator, lauwarmer → Kamillentee (S. 143) mit einer Prise Kochsalz oder handwarme → physiologische Kochsalzlösung (S. 79) (Menge: Säuglinge 70–100 ml, Kleinkinder 150–250 ml, Schulkinder 250–500 ml), Körpercreme.

Ausführung: Sie füllen das Gummiklistier mit dem Kamillentee oder der physiologischen Kochsalzlösung und streichen die Spitze zur besseren Gleitfähigkeit mit wenig Körpercreme ein. Ihr Kind liegt in Linksseitenlage mit angezogenen Beinen, weil die Flüssigkeit so entsprechend des Darmverlaufes besser einlaufen kann.

Sie führen die Spitze des Klistiers behutsam in seinen After ein und entleeren durch Druck zügig den Gummiball. Bei Ihrem Kind wird sich bald ein Stuhldrang einstellen. Kleinere Kinder setzen sie sofort auf die Toilette. Größere Kinder sollten die Darmentleerung etwas hinauszögern, das erhöht die Wirksamkeit.

Häufigkeit: 1- bis 2-mal täglich

Gummiklistiere gibt es in verschiedenen Größen

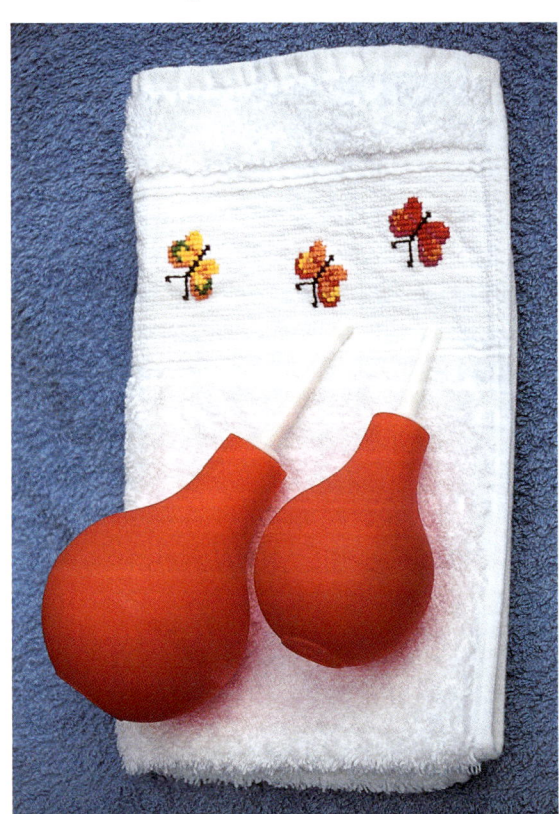

Sitzbad

Sitzbäder lassen sich einfach in der Duschwanne ausführen. Wärmen Sie emaillierte Wannen mit heißem Wasser vor, da das Sitzbad sonst zu schnell abkühlt. Für kleine Kinder ist eine große Schüssel zum Hineinsetzen besser geeignet. Stellen Sie diese in die Badewanne, um eine Sintflut zu verhindern.

Bei einem Sitzbad ist nur der Unterleib mit Wasser bedeckt, Oberkörper, Beine und Füße bleiben im Trockenen. Die Temperatur sollte ca. 38° C betragen. Ihr Kind darf während des Sitzbades nicht auskühlen, eine → *Wärmflasche* (S. 28) unter den Füßen beugt vor.

Fußbad

Zu den einfachen, aber sehr wirkungsvollen Hausmitteln zählen auch die Fußbäder. Die medizinische Wirkung dieser «Allroundtalente» wird entweder durch den Reiz der Wassertemperatur oder durch verschiedene Heilpflanzenzusätze erreicht. Die Haut wird durch die Wärme des Wassers kräftig durchblutet, und so können die Wirkstoffe besser aufgenommen werden.

Fußbäder sind schnell und einfach anzuwenden und benötigen nur wenig Vorbereitung. Sie brauchen lediglich eine Fußbadewanne oder einen eckigen Putzeimer, in den Sie 35 – 38° C warmes Wasser füllen. Das Wasser sollte bis zur Wadenhöhe reichen. Und schon kann es losgehen. Bei kleinen Kindern verkürzen eine Geschichte oder Fingerspiele die Badedauer von 5 – 15 Minuten.

Zur Unterstützung des Immunsystems, zur Aktivierung des Stoffwechsels und zur Durchwärmung sind ansteigende Fußbäder sinnvoll:

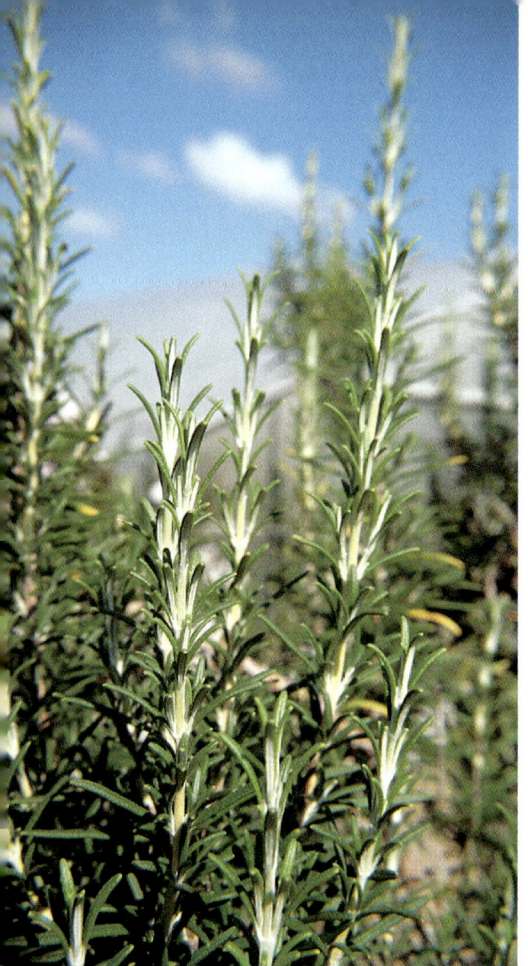

Meersalz pro Liter Wasser, 1 Kinder-
stuhl

Ausführung: Die anfängliche Temperatur beträgt 35° C. Durch vorsichti-
ges Zugießen von heißem Wasser
wird sie auf ca. 39–40° C gesteigert.
Tipp: Einfach und rückenschonend
geht das, wenn Sie den Badeeimer in
die Badewanne stellen. Beim Zugießen halten Sie unter Wasser eine
Hand über die Füße Ihres Kindes.
Das gibt Ihnen eine unmittelbare
Empfindung der Wassertemperatur.

Ein vorgewärmtes Badetuch, um
die Oberschenkel und Hüften gelegt,
hält Ihr Kind mollig warm.
Dauer: 5–15 Minuten
Abschließend: Füße gut abtrocknen,
warme Wollsocken anziehen und am
besten für mindestens 15 Minuten
ins Bett.

ANSTEIGENDES FUSSBAD

Bei: Kalten Füßen, begleitend bei
Erkältungskrankheiten, Kopfschmer-
zen, Blasenentzündungen, Vorbeu-
gung von Erkältungen, z. B. wenn Ihr
Kind verfroren und mit kalten Füßen
vom Spielen nach Hause kommt.
Material: 1 Fußbadewanne oder
Eimer (möglichst eckig), 1 Bade-
thermometer, 1 Badetuch, heißes
Wasser zum Zugießen, evtl. 2 EL

Für die medizinische Anwendung
eines Fußbades sind Zusätze von
Heilpflanzen-Tees oder fertige
Badezusätze geeignet.

Bewährte Zusätze fürs Fussbad

Zusatz	Wirkung	Anwendungsgebiete	Hinweis
Eichenrinde: 500 ml → *Eichenrindentee* (S. 142) oder 1 EL *Quercus Essenz*, WELEDA	Gerbend, entzündungs- widrig, zusam- menziehend	Trockene und nässende Ekzeme an den Fußge- lenken, Schweißfüße, Blasen,	Eichenrindentee färbt, dem Wasser einige Spritzer *Zitronensaft* zugeben.
		Fußpilz	Bei Fußpilz nur 3–4 Minuten Badedauer, anschließend trocken- föhnen und mit *Oleum aethereum lavandulae 10 %*, WELEDA einreiben.
Fichtennadel: 1 EL WELEDA *Fichtennadel- Bademilch*	Beruhigend, harmonisierend	Überreizung, Unruhe, Einschlafstörungen	Aufbauend auch nach Erkrankungen
Lavendel: 500 ml → *Lavendeltee* (S. 143) oder 1 EL WELEDA *Lavendel-Bademilch*	Beruhigend, entspannend, ausgleichend, harmonisierend	Einschlafschwierig- keiten, Unruhe, Überrei- zung, Nervosität, Men- struationsbeschwerden	Am besten vor dem Zubettgehen
Rosmarin: 500 ml → *Rosmarintee* (S. 144) oder 1 EL WELEDA *Rosmarin- Bademilch*	Durchblutungs- fördernd, wärmend, belebend	Erkältungsvorbeugung, Anregung des Wärme- organismus, bei niedrigem Blutdruck	Nicht am Abend anwenden
Schwarzer Senf: 3 EL schwarzes Senfmehl	Durchblutungs- fördernd, stoffwechsel- anregend, wärmend	Erkältung, Schnupfen, Kopfschmerzen, Stirn-, Kiefer- und Neben- höhlenentzündung, beginnende Migräne	Beobachtung unbe- dingt notwendig! Kann bei falschem Gebrauch Hautschädi- gung verursachen

Ausgesprochen wirkungsvoll ist ein Senfmehlzusatz für ein Fußbad. Allerdings wird in manchen Büchern vor dem Gebrauch bei Kindern gewarnt. Davon sollten Sie sich nicht verunsichern lassen. Ab dem Schulkindalter sind Senfmehlfußbäder bei sachgemäßer und sorgfältiger Anwendung eine große Hilfe bei vielen Beschwerden. Wir haben in der Praxis oft beobachtet, dass das gewünschte Hautkribbeln und -brennen auch Kinder gut aushalten, wenn man sie darauf vorbereitet. Allerdings sollten Sie während der Anwendung immer dabei sein, um sofort auf eventuelle Missempfindungen eingehen zu können.

FUSSBAD MIT SENFMEHL

Bei: Beginnender Erkältung, Schnupfen mit dumpfen Kopfschmerzen, bei entzündlichen Prozessen im Kopfbereich, z. B. Stirnhöhlen-, Nebenhöhlen- oder Kieferhöhlenentzündung, beginnender Migräne.

Nicht bei: Kindern vor dem Schulalter, Hautverletzungen an den Füßen, Unverträglichkeit gegen Senf, Hautrötung, die nach vorherigem Fußbad noch nicht abgeklungen ist.

Wirkung: Durch eine Senfmehlan-wendung wird bewusst ein entzündungsähnlicher Zustand erzeugt. Durchblutung und Stoffwechseltätigkeit werden intensiv angeregt.

Vorsicht: Behutsame Dosierung und eine aufmerksame Beobachtung der Hautreaktion sind unbedingt notwendig. Lassen Sie Ihr Kind während der Anwendung nicht allein. Senfmehl löst eine sichtbare Rötung der Haut aus, die sich bei Nichtbeachtung bis zu verbrennungsartigen Hautschäden steigern kann. Keinesfalls in Kontakt mit Schleimhäuten bringen!

Material: 1 Badethermometer, 1 Eimer mit Wasser, Temperatur 37 – 38° C, 50 g schwarzes Senfmehl (ca. 3 gehäufte EL), 1 Kochlöffel zum Einrühren des Senfmehles, 1 Badetuch, evtl. Lavendelöl

Tipp: Die ätherischen Senföle sind schnell flüchtig, daher nur kleine Mengen kaufen und luftdicht und lichtgeschützt aufbewahren.

Ausführung: Sie rühren das Senfmehl vorsichtig in das warme Wasser ein und vermeiden dabei jeglichen Kontakt mit Schleimhäuten. Bereiten Sie Ihr Kind auf eventuelles Brennen vor.

Dauer: Sie richtet sich nach der Beobachtung der Hautrötung und dem Erleben Ihres Patienten, maximal jedoch 8 Minuten.

Abschließend: Die Füße gründlich abspülen, auch zwischen den Zehen, und mit einem hochwertigen Körperöl einreiben, z. B. mit WELEDA *Lavendel-Pflegeöl*, warme Socken anziehen.

Das Senfmehlfußbad am besten in die Toilette leeren.

Tipp: Wirkt auch bei Erwachsenen wahre Wunder!

Am besten, Sie probieren es zuerst einmal an sich aus: So lernen Sie den typischen Verlauf des Brennens kennen und bekommen Sicherheit im Umgang mit dem Senfmehl.

SENFKÖRNER

Die ursprünglich in Westasien beheimatete Senfpflanze ist eine der ältesten Heil- und Gewürzpflanzen. Bereits im alten Rom war eine aus Senfkörnern, Rosinen und Mandeln zubereitete Paste ein begehrtes Mittel zur Verdauungsförderung.

In unseren Breitengraden wird die einjährige, etwa 1 m hohe, krautig wachsende Pflanze aus der Familie der Kreuzblütler bereits seit Christi Geburt kultiviert. In Schleswig-Holstein und Ostfriesland gibt es noch heute große Anbaugebiete.

Die leuchtend gelben Senffelder werden im Spätsommer abgeerntet, wenn die Blüten zu Schoten herangereift sind. Jede dieser Schoten enthält ca. 8–12 kugelige, rot- bis schwarzbraune Samen, die getrocknet werden und als Ganzes noch völlig geruchlos sind. Aus der scharf schmeckenden Senfsaat erhält man durch Zermahlen das Senfmehl. Erst beim Zerkleinern und Anrühren mit Wasser werden durch ein Enzym die stechend scharfen Senföle freigesetzt, die die Pflanzen in der Natur vor Fressfeinden schützen.

Das stark hautreizende und durchblutungsfördernde Mehl des Schwarzen Senfs *(Brassica nigra)* ist Grundlage für Arzneimittelzubereitungen wie Senfpflaster, Senfsalben, Senfumschläge und Senfbäder. Für den kulinarischen Genuss unzähliger Speisesenfsorten verwendet man bevorzugt den milden Weißen Senf *(Sinapis alba)*.

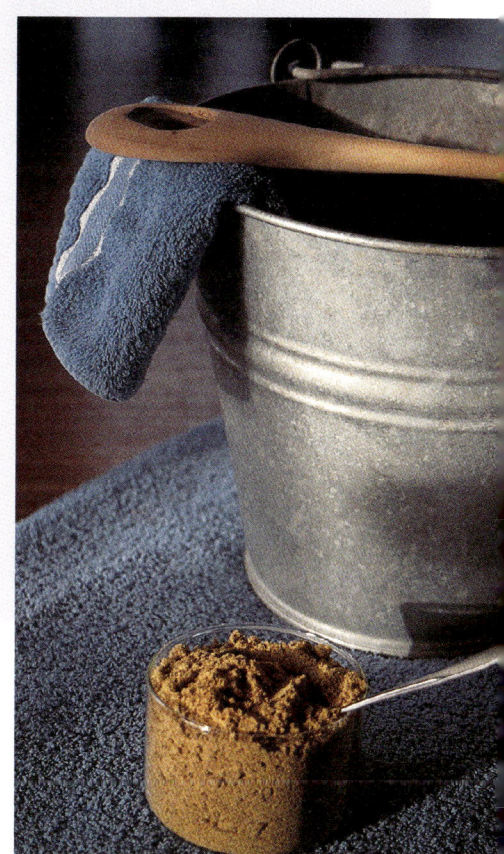

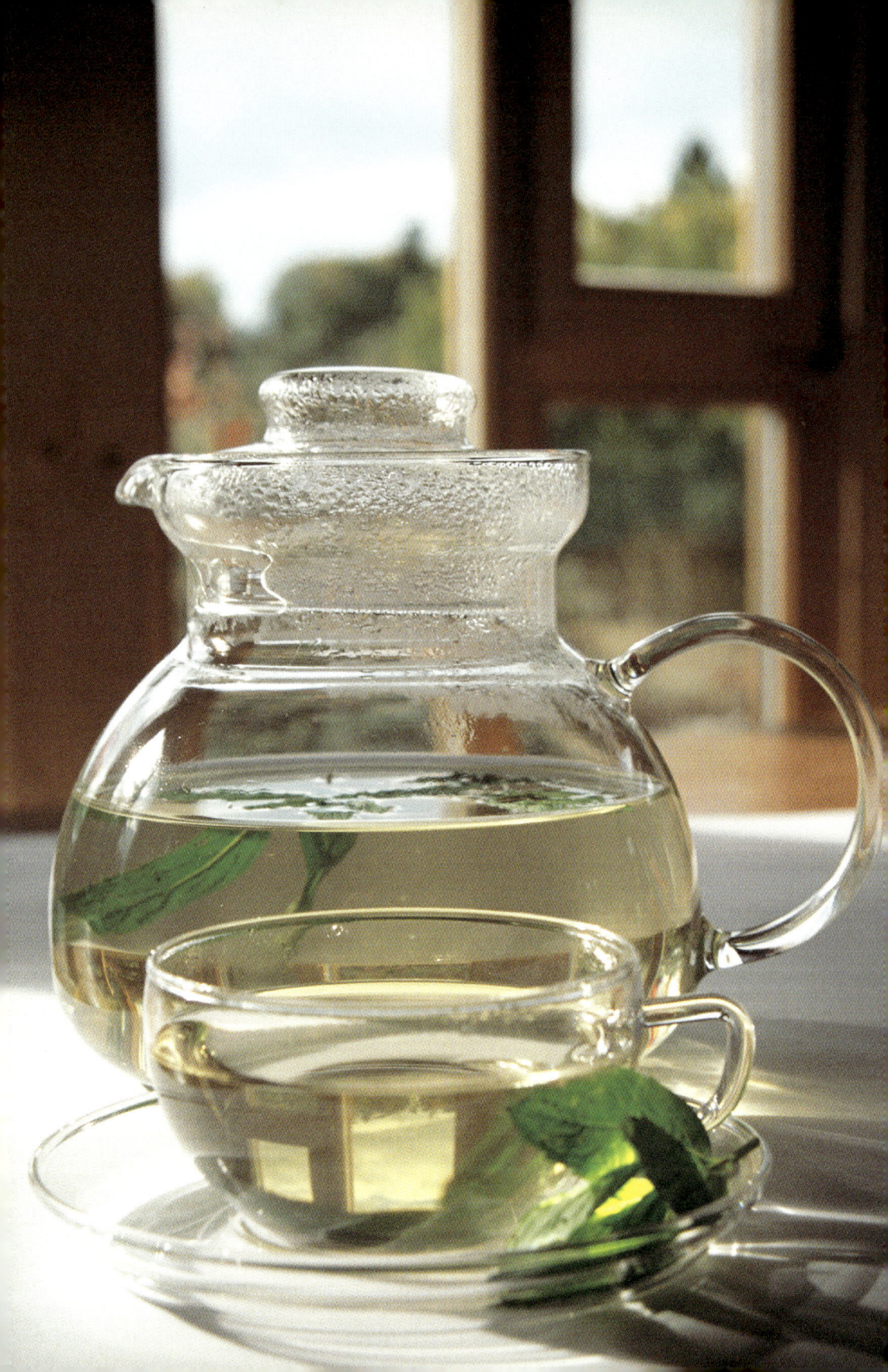

KAPITEL 4 |
Tees, die helfen und heilen

Das Überbrühen oder Kochen von Heilpflanzen mit Wasser gehört zu den ältesten Maßnahmen der Arzneitherapie. Tee kann man so gut wie überall kaufen, und jeder kann ihn unkompliziert und preiswert zubereiten.

Der Erfolg der Arzneimittelanwendung von Tee hängt auch damit zusammen, dass heute viele Menschen für ihre Gesundheit gern wieder selbst aktiv werden möchten.

Tee wirkt und schmeckt am besten, wenn er unmittelbar vor dem Gebrauch frisch zubereitet und warm getrunken wird. Verwenden Sie für Ihren Tee nur frisches Wasser. Ist Ihr Leitungswasser stark chlorhaltig, kochen Sie es zuvor eine Zeit lang ab. Zur Erhaltung des Aromas sollten Sie Kräuter und Teedrogen licht- und wärmegeschützt aufbewahren.

Bei selbst zubereiteten Teemischungen wählen Sie möglichst nur eine bis maximal fünf Pflanzen als Wirkstoffe. Je mehr verschiedene Drogen enthalten sind, umso weniger kommen die Inhaltsstoffe der einzelnen Pflanze zur Wirkung.

Bei Kindern spielt der Geschmack der Tee-Arzneien eine wichtige Rolle: Fügen Sie zur Geschmacksverbesserung Hagebuttenschalen, Malvenoder Orangenblüten oder Zitronenstückchen hinzu.

Auch Kinder sammeln gern Kräuter. Für die Tee-Anwendungen im Krankheitsfall möchten wir davon abraten: Sehr leicht können dabei artverwandte Pflanzen verwechselt werden. Im Übrigen ist die Menge an Wirkstoffen im Sammelgut nicht einschätzbar. Und, noch wichtiger: Auch die Schadstoffkonzentration, die abhängig vom Sammelort stark schwanken kann, lässt sich zu Hause nicht bestimmen. Kaufen Sie deshalb Ihre Teedrogen für Arzneitees am besten in der Apotheke.

Auch wenn Ihr Kind Geschmack am Teetrinken findet: Verwenden Sie Heiltees ausschließlich kurmäßig oder im Krankheitsfall. Zum Dauergenuss sind sie nicht geeignet.

Wissenswertes über die Teezubereitung

Je nach verwendetem Pflanzenteil ist die Zubereitung verschieden: *Blüten und Blätter* mit kochendem Wasser übergießen, zwischen 5 und 15 Minuten ziehen lassen, dann über einem Teesieb abseihen. Stark duftende Teedrogen immer bedeckt ziehen lassen! Fertigen Tee in einem verschlossenen Gefäß aufbewahren. *Feste Blätter, Stängel und Kraut* geben Sie in kochendes Wasser, lassen es kurz aufwallen und 5 bis 10 Minuten ziehen.

Derbe Blätter, Stängel, Früchte, Samen, Rinden, Wurzel und Hölzer können Sie sowohl kalt als auch heiß ansetzen. Wenn Sie einen kalten Ansatz verwenden, erhitzen Sie den Auszug immer vor Gebrauch, um möglichen Keimbefall auszuschließen.
Soweit nicht anders angegeben, verwenden Sie bitte für alle unten stehenden Teemengen 250 ml Wasser.

Achillea millefolium –
die Schafgarbe

Salvia officinalis –
der Salbei

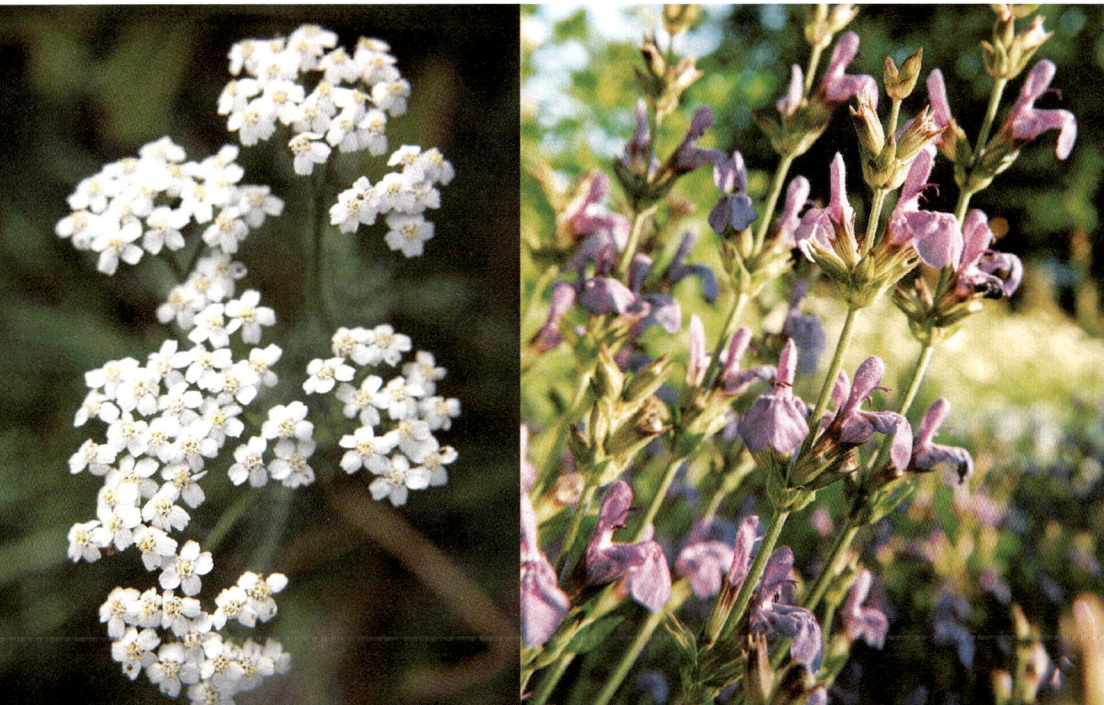

Heilpflanzen-Tees

Teesorte	Zubereitung	Wirkung	Besonderheiten
Ackerschachtel-halm → Zinnkraut			
Anisfrüchte (Anisi fructus), gequetscht	1 TL mit kochendem Wasser übergießen, 10–15 Minuten bedeckt ziehen lassen	Schleimlösend bei Husten, entblähend und krampflösend im Magen-Darm-Bereich	Wegen des hohen Gehaltes an ätherischen Ölen nicht über längere Zeit anwenden
Birkenblätter (Betulae folium)	1–2 TL mit kochendem Wasser übergießen, 10–15 Minuten ziehen lassen	Fördert die Harnbildung	Auf ausreichende Flüssigkeitszufuhr achten
Brennnesselkraut (Urticae herba)	2–3 TL mit kochendem Wasser übergießen,10 Minuten ziehen lassen	Harntreibend, reinigend, Blut bildend	Auf ausreichende Flüssigkeitszufuhr achten
Brombeerblätter (Rubi fruticosi folium)	1–2 TL mit kochendem Wasser übergießen, 15 Minuten ziehen lassen	Lindert leichte Durchfallerkrankungen, bei entzündeten Schleimhäuten	
Eichenrinde (Quercus cortex), zur äußerlichen Anwendung	2 gehäufte EL auf 1 l Wasser, zusammen aufkochen, dann 15–20 Minuten ziehen lassen. Abseihen und zum Badewasser geben	Wirkt gerbend auf Haut und Schleimhäute	Die Anwendung sollte auf 2 Wochen begrenzt werden
Fenchelfrüchte (Foeniculi fructus), gequetscht	1 TL mit kochendem Wasser übergießen, 5–10 Minuten ziehen lassen	Schleimlösend bei Katarrhen der Luftwege, entblähend, krampflösend im Magen-Darm-Bereich, verdauungsfördernd	

Teesorte	Zubereitung	Wirkung	Besonderheiten
Heidelbeeren, getrocknete Früchte *(Myrtilli fructus siccus)*	1 EL getrocknete Beeren mit kaltem Wasser übergießen, ca. 10 Minuten kochen lassen	Bei Durchfall, zum Gurgeln bei Entzündungen im Mund- und Rachenraum	
Holunderblüten *(Sambuci flos)*	2 TL mit kochendem Wasser übergießen, 5–10 Minuten ziehen lassen	Schweißtreibend, zur Behandlung fiebriger Erkältungen	Nur bei stabilem Kreislauf anwenden
Ingwerwurzel *(Zingiberis rhizoma)*	3–4 cm der frischen, geschälten Wurzel in Scheiben geschnitten in 1 l Wasser aufkochen, 5–10 Minuten ziehen lassen	Krampflösend, wärmend, bei Übelkeit und Brechreiz	
Johanniskraut *(Hyperici herba)*	1 TL mit kochendem Wasser übergießen und 10 Minuten ziehen lassen	Behandlung von nervöser Unruhe und Schlafstörungen, Depressionen	Bei hellhäutigen Personen verstärkte Lichtempfindlichkeit möglich
Kamillenblüten *(Matricariae flos)*	1 EL mit kochendem Wasser übergießen, 5–10 Minuten ziehen lassen	Bei Völlegefühl, Blähungen, Krämpfen im Magen-Darm-Bereich, bei Reizungen der Mund- und Rachenschleimhaut	Nicht zur Anwendung im Bereich des Auges
Kümmelfrüchte *(Carvi fructus)*, gequetscht	1 TL mit kochendem Wasser übergießen, 5 Minuten ziehen lassen	Bei Völlegefühl, Blähungen, krampfartigen Magen-Darm-Störungen, nervösen Verdauungsbeschwerden	
Lavendelblüten *(Lavandulae flos)*	1–2 TL mit kochendem Wasser übergießen, 5 Minuten ziehen lassen	Bei Unruhezuständen, Einschlafstörungen, Appetitlosigkeit, bei Blähungen, nervösem Reizmagen und Darmkrämpfen	

Teesorte	Zubereitung	Wirkung	Besonderheiten
Lindenblüten (*Tiliae flos*)	1–2 TL mit kochendem Wasser übergießen, 5–10 Minuten ziehen lassen	Milderung des Hustenreizes bei Katarrhen der Atemwege, schweißtreibend bei fiebrigen Erkältungen	Nur bei stabilem Kreislauf anwenden
Mäusekleekraut (*Trifolii arvensis herba*)	2 TL mit kaltem Wasser übergießen, zum Sieden bringen, 1–2 Minuten ziehen lassen	Bei Durchfall und Magenschleimhautentzündung	
Melissenblätter (*Melissae folium*)	2 TL mit kochendem Wasser übergießen, 5–10 Minuten ziehen lassen	Nervöse Einschlafstörungen, Spannungskopfschmerzen, Magen-Darm-Beschwerden	
Pfefferminzblätter (*Menthae piperitae folium*)	1 EL mit kochendem Wasser übergießen, 5–10 Minuten ziehen lassen	Gallenfluss anregend, bei Blähungen, Magenverstimmungen, Übelkeit, Brechreiz	
Ringelblumenblüten (*Calendulae flos*)	1–2 TL mit kochendem Wasser übergießen, 10 Minuten ziehen lassen	Zur äußeren Anwendung: bei entzündlicher Haut, Wundheilungsstörungen, zur Granulationsbildung	Anwendung in Form von Umschlägen, Kompressen und Abwaschungen
Rosmarinblätter (*Rosmarini folium*)	1 TL mit kochendem Wasser übergießen, 10 Minuten ziehen lassen. Äußerlich: 50 g auf 1 l Wasser, heiß aufgießen, bedeckt 30 Minuten ziehen lassen. Zum Voll- oder Teilbad geben	Innerlich: Bei Blähungen und Krämpfen im Magen-Darm-Bereich. Äußerlich: Kreislauftonisierend, zur Rekonvaleszenz	
Salbeiblätter (*Salviae folium*)	1 TL mit siedendem Wasser übergießen, 10 Minuten ziehen lassen	Innerlich: Entzündungen im Hals- und Rachenraum, am Zahnfleisch, bei Reizhusten. Äußerlich: Vermindert Schweißabsonderung, für Wundumschläge	

Tees, die helfen und heilen

Teesorte	Zubereitung	Wirkung	Besonderheiten
Schafgarbenkraut *(Millefolii herba)*	1–2 TL mit kochendem Wasser übergießen, 5–10 Minuten ziehen lassen	Innerlich: beruhigt den Magen. Äußerlich: wundheilend, entzündungshemmend, zur Anregung der Nieren- und Lebertätigkeit (äußerlich als Bauchauflage)	Nicht anwenden bei bekannter Überempfindlichkeit gegen Korbblütler
Stiefmütterchenkraut *(Viola tricolor herba)*	1–2 TL mit kochendem Wasser übergießen, 5–10 Minuten ziehen lassen	Äußerlich: Bei trockenen Hautirritationen, Hautjucken, bei Milchschorf. Innerlich: Zur Blutreinigung	
Tausendgüldenkraut *(Centaurii herba)*	1 TL mit kaltem Wasser ansetzen, 5–6 Stunden ziehen lassen, vor dem Trinken erhitzen	Bei Appetitlosigkeit, Sodbrennen, stärkt die Verdauung, bei Magen-, Darm- und Gallenbeschwerden	Den sehr bitteren Tee lauwarm vor dem Essen trinken
Thymiankraut *(Thymi herba)*	1–2 TL mit kochendem Wasser übergießen, 5–10 Minuten ziehen lassen	Bei Bronchitis, Katarrhen der oberen Luftwege, Reizhusten	
Zinnkraut *(Equisetum herba)*	Innerlich: 2 TL mit kochendem Wasser übergießen, 15 Minuten ziehen lassen. Äußerlich: 1–2 EL auf 750 ml Wasser, zusammen 20–30 Minuten kochen lassen	Innerlich: Bei Harnwegsinfekten Äußerlich: Bei schlecht heilenden Wunden	

Hausapotheke für Kinder

Ihre Hausapotheke richten Sie am besten unzugänglich für Kinder an einem kühlen und trockenen Platz ein. Überprüfen Sie einmal jährlich das Mindesthaltbarkeitsdatum des Inhaltes.

Was Sie immer benötigen

Fieberthermometer,
Splitterpinzette,
Zeckenzange,
Mullbinden,
Schlauchverband,
elastische Binden,

sterile Kompressen in verschiedenen Größen,
Wund- und Heftpflaster,
2 Wärmflaschen mit angebundenem Verschluss,
1 Gummiklistier,
1 Nasensauger für Säuglinge.

Wickelmaterialien

Kickels-Wickelsets oder Tücher aus Baumwoll-, Seiden- und Wollstoffen in entsprechender Größe,
Baumwollwatte oder Rohwolle,
Bienenwachsauflagen.

Ein Pflaster und Trost für die Seele

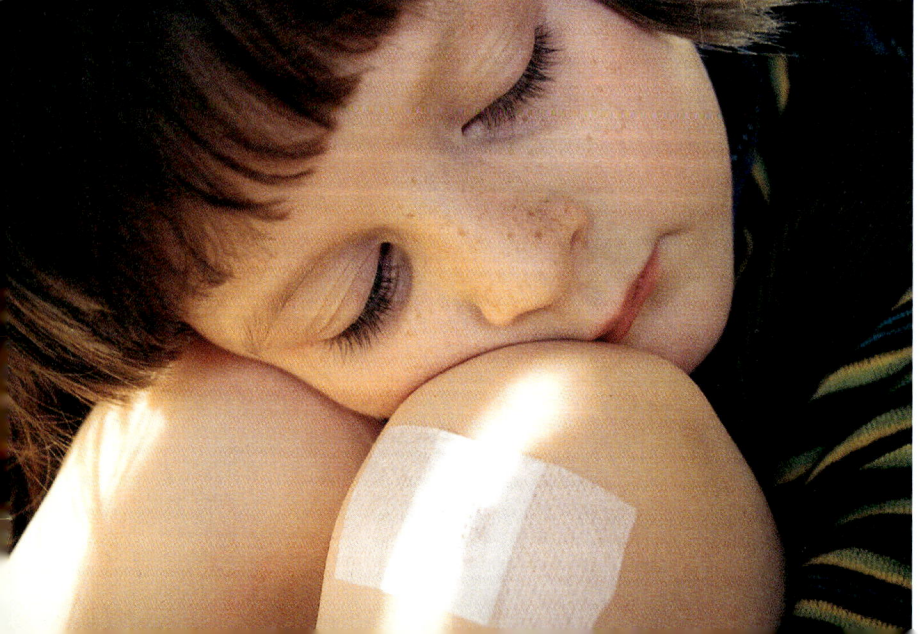

Arzneimittel bei Verletzungen und Verbrennungen

Wecesin® Streupuder, WELEDA,

Arnika-Essenz, -Gelee oder -Salbe,

Calendula-Essenz,

Wund- und Heilsalbe,

Arnika-Wundtücher, WALA,

Combudoron Gel®, WELEDA.

Arzneimittel für die Erkältungszeit

Plantago Bronchialbalsam,

WALA,

Hustensaft,

sterile Kochsalzlösung,

Fieberzäpfchen.

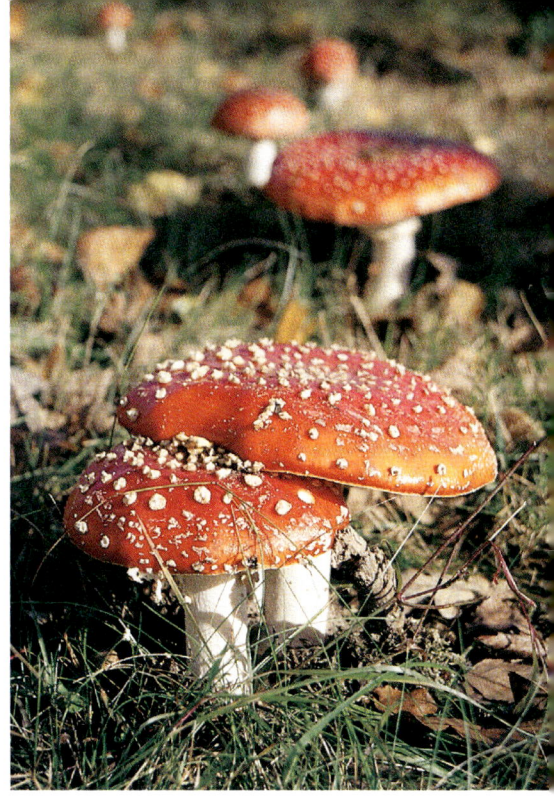

Informationen über das Kind und wichtige Telefonnummern

Vorsorgeheft,

Impfpass,

evtl. Allergiepass

Hausarzt, Tel.:

Kinderarzt, Tel.:

Kinderklinik, Tel.:

Taxi, Tel.:

Notruf / Rettungsdienst: 112

GIFTNOTRUFZENTRALEN

Berlin: 0 30 / 192 40

Bonn: 02 28 / 2 87 32 11

Erfurt: 03 61 / 73 07 30

Freiburg: 07 61 / 192 40

Göttingen: 05 51 / 192 40

Homburg / Saar: 0 68 41 / 192 40

Mainz: 0 61 31 / 192 40

München: 0 89 / 192 40

Nürnberg: 09 11 / 3 98 24 51

Anhang

Nützliche Adressen

ARBEITSGEMEINSCHAFT
  ALLERGIEKRANKES KIND (AAK)
Hilfen für Kinder mit Asthma, Ekzem
  oder Heuschnupfen e. V.
Hauptstr. 29
35745 Herborn
Tel.: 0 2772 / 92 87 30
Fax: 0 2772 / 9 87 48
www.aak.de

BUNDESVERBAND NEURODERMITIS-
  KRANKER IN DEUTSCHLAND E. V.
Postfach 1165
56135 Boppard
Tel.: 0 6742 / 8 71 30
Fax: 0 6742 / 27 95
E-Mail: Bvneuro@aol.com

BIONORICA AG
Kerschensteiner Str. 11–15
92318 Neumarkt
Tel.: 0 9181 / 2 31-90
www.bionorica.de
Arzneimittel

DR. HAUSCHKA KOSMETIK
WALA Heilmittel GmbH
Postfach 1191
73085 Eckwälden
Tel.: 0164 / 9 30-181
www.wala.de
www.dr.hauschka.de
Arzneimittel und Kosmetik

JUNGEBAD KG
Heckenweg 30
73087 Bad Boll
Tel.: 0 7164 / 14 461
Fax: 0 7164 / 14 460
E-Mail: jungebad@t-online.de
Öldispersionsgeräte,
Ölzubereitungen, Seminare

KICKELS
Cordula Paar
Vogelsanger Str. 47
50823 Köln
Tel.: 02 21 / 5 10 62 72
www.kickels.de
Wickelsets aus kbA-Stoffen

KURGESTÜT Hoher Odenwald
Hans Zollmann
Simmesstr. 17
69429 Waldbrunn-Mülben
Tel.: 06274 / 242
Fax: 06274 / 6283
www.kurgestuet.de
Stutenmilch

STILLEN HÜLLEN PFLEGEN
Inge Heine
Haberschleiheide 1 / 121
70794 Filderstadt
Tel.: 0711 / 77036121
www.stillen-huellen-pflegen.de
Heilwolle, Bekleidung, Ausstattung

WACHSWERK
Dirk-Hinrich Otto
Schmachtenbergstr. 174
45219 Essen-Kettwig
Tel.: 02054 / 124726
Fax: 02054 / 124727
info@wachswerk.de
www.wachswerk.de
Biologische Bienenwachsauflagen

WELEDA AG Deutschland
Möhlerstr. 3–5
73525 Schwäbisch Gmünd
Tel.: 07171 / 919-0
Fax: 07171 / 919-424
www.weleda.de
Arzneimittel und Körperpflege-
produkte

LITERATURTIPPS

Friedrich, Sabine, Volker Friebel: So schläft mein Kind besser. Der Ratgeber für alle Schlafprobleme. Mit Geschichten und Liedern. Mit Audio-CD. rororo Nr. 60981, Reinbek 2002

Friebel, Volker, Sabine Friedrich: Entspannung für Kinder. Stress abbauen – Konzentration fördern – Mit Entspannungskurs. Mit Audio-CD. rororo Nr. 61700, Reinbek 2002

Goebel, Wolfgang, Michaela Glöckler: Kindersprechstunde. Erkrankungen, Bedingungen gesunder Entwicklung, Erziehung als Therapie. Verlag Urachhaus, Stuttgart 2001

Kelm-Kahl, Inge: Mein Kind hat Asthma. Diagnose, Behandlung, Hilfen für den Alltag. rororo Nr. 60471, Reinbek 1998

Renzenbrink Udo, Petra Kühne: Ernährung unserer Kinder. Verlag Urachhaus, Stuttgart 1998

Thüler, Maya: Wohltuende Wickel. Maya Thüler Verlag, Worb 1998

Register

Die häufigsten Gesundheitsstörungen im Kindesalter haben wir im Kapitel 1 A(kne) –Z(eckenbiss) aufgelistet.

Für Laien ist es nicht immer einfach, die Symptome leichter Beschwerden von ernsthaften Erkrankungen zu unterscheiden. Die Selbstbehandlung mit natürlichen Mitteln setzt eine genaue Diagnose voraus. Sollten Sie unsicher sein, gehen Sie mit Ihrem Kind auf jeden Fall zum Arzt. Unser Buch ersetzt keine Untersuchung!

Äußere Anwendungen, Wickel, Auflagen und Kompressen

**Kostbarkeiten aus der
Natur: Tees, Gewürze,
Heilpflanzen …**

In der tabellarischen → *Teeliste*
(S. 142) haben wir alle empfohlenen
Heilpflanzentees mit Hinweisen zu
Anwendung und Dosierung zusam-
mengefasst. Davon abweichende
Zubereitungen finden Sie hier:

Arzneimittel

Erfahrungsgemäß wissen viele
Menschen nach einiger Zeit bei
einem Blick in ihre Hausapotheke
nicht mehr, welche Medizin bei
welcher Erkrankung hilfreich war.
Um Ihnen die Orientierung zu erleichtern, haben wir die von uns
empfohlenen Arzneimittel hier
alphabetisch aufgelistet.

Sauerklee-Essenz s. Oxalis
Schlehenelixier 25
Sinupret Dragees, Tropfen 80
Spiritus contra Tussim Tropfen 55

Thuja occidentalis Salbe 10 % 90
Tonsipret Tabletten, Tropfen 50

Unguentum rosatum Salbe 85
Urtica dioica 10 % Salbe 68

Viburcol Zäpfchen 48

Wecesin[®] -Salbe 85
Wecesin[®]-Puder 58, 87

DIE AUTORINNEN

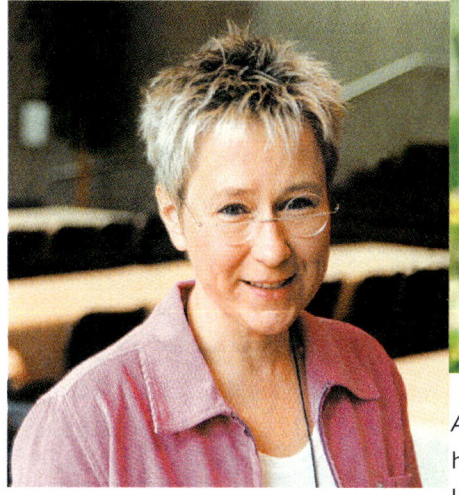

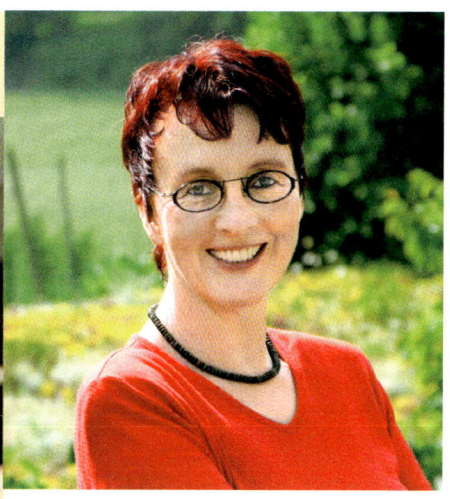

Birgit Laue, geb. 1959, exam. Hebamme mit langjähriger Erfahrung in
klinischer, außerklinischer und
Hausgeburtshilfe. Lehrerin für Ge-
sundheitsberufe, Medical-Relations-
Managerin WELEDA AG Heilmittel-
betriebe.

Medizinische Fachautorin und
verantwortliche Redakteurin des
«WELEDA Hebammenforums»,
Fachbeirätin des Internet-Portals
babyclub.de. Vortragstätigkeit im
Bereich Hebammen, Apotheke,
professionell Pflegende und Laien.

Haben Sie Interesse an Vorträgen und
Seminaren mit den Autorinnen?
Schreiben Sie eine E-Mail an:
kinder.natuerlich.heilen@web.de

Angelika Salomon, geb. 1960, Erzie-
herin, Studium der Sozialpädagogik,
langjährige Tätigkeit mit körperlich,
geistig und seelisch behinderten
Kindern, Jugendlichen und Erwachsenen. Yogalehrerin BDY / EYU, Medita-
tionslehrerin und Gesundheitspäda-
gogin, seit zwölf Jahren Unterrichts-
tätigkeit in der Erwachsenenbildung
in freier Praxis und verschiedenen
Bildungseinrichtungen, Mutter
zweier «Waldorf»-Kinder. Ambitio-
nierte Fotografin.

Von Birgit Laue und Angelika Salomon erschien in der Reihe Mit Kindern leben auch der Titel: «Ich bin
schwanger: natürlich pflegen und
heilen. Öle und Düfte – Beschwerden
lindern – Sanfte Geburtsvorbereitung», rororo Nr. 60997

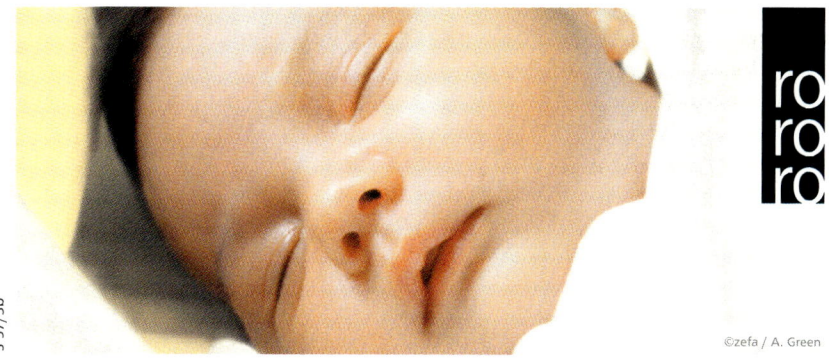

Mit Kindern leben – Schwangerschaft, Geburt, Baby

Kompetente Ratschläge, Tipps und Antworten

A. Christine Harris
**Mein Schwangerschafts-
tagebuch**
*Die 266 Tage vor der Geburt des
Kindes.* rororo 60750
Mein Baby-Tagebuch
Die ersten 365 Tage. rororo 62085

Ines Albrecht-Engel (Hg.)
Geburtsvorbereitung
rororo 61724

Regina Hilsberg
**Schwangerschaft, Geburt und
erstes Lebensjahr**
Ein Begleiter für werdende Eltern
rororo 60829

Bettina Mähler/Karin Osenbrügge
**Die ersten Wochen
mit dem Baby**
rororo 61704

Beate Daas/Britta Ludwig
Was mein Baby essen soll
*Gesunde Ernährung für Säuglinge
und Kleinkinder.* rororo 19592

Liesel Polinski
**PEKiP: Spiel und Bewegung
mit Babys** rororo 60972

**100 Fragen: Ernährung in der
Schwangerschaft**
Inge Kelm-Kahl; rororo 61712

100 Fragen: Richtig stillen
Sabine Koopmann; rororo 61713

100 Fragen: Babyschlaf
Sabine Friedrich

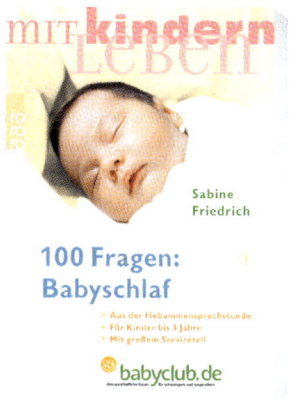

rororo 61717

Weitere Informationen in der Rowohlt Revue *oder unter* www.rororo.de

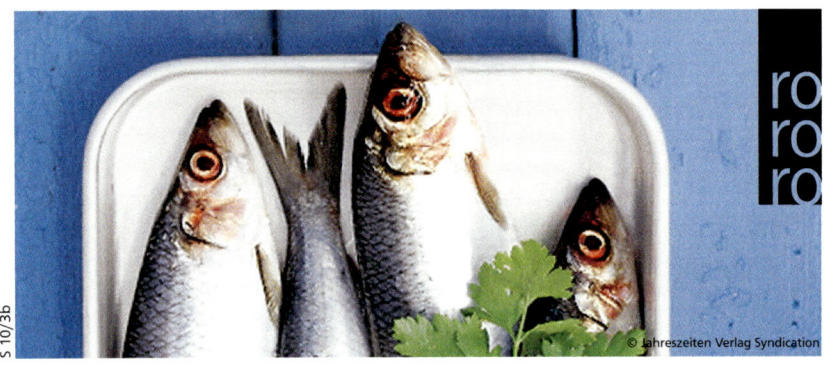

Kompetente Ratschläge, Tipps und Antworten für ein gesundes Leben

Dr. Gisela Krause-Fabricius/
Gisela Südbeck
Handbuch Frauen-Gesundheit
Wohlbefinden und richtige
Ernährung in allen Lebensphasen
3-499-61671-8

Ann Gillanders
Reflexzonenmassage –
fit in 5 Minuten
3-499-61504-5

Swami Shivapremananda
Yoga gegen Stress
3-499-61614-9

Uta König
Wir wollen ein Baby
3-499-61561-4

Dr. Gabi Hoffbauer/
Dr. Nicole Schaenzler
Handbuch Medikamente für
Kinder. 3-499-61730-7

Margarita Klein
Beckenboden – deine geheime
Kraft. 3-499-61465-0

Hans-Dieter Kempf/
Dr. Jürgen Fischer
Rückenschule für Kinder
3-499-61727-7

Mechthild Scheffer
Die Original Bach-Blüten-
Therapie zur Selbstdiagnose
3-499-61939-3

vital: Die Diät
Erfolgreich abnehmen mit Genuss

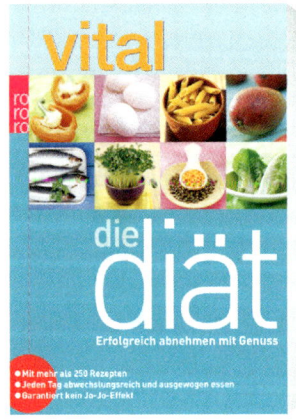

3-499-61972-5

Weitere Informationen in der Rowohlt Revue oder unter www.rororo.de